口腔颌面外科学

实验教程

总主编 叶 玲

主 编 王 杭 罗 恩

副主编 谢蟪旭

编 者（以姓氏笔画为序）

王 了	四川大学华西口腔医学院		杨 波	四川大学华西口腔医学院	
叶 斌	四川大学华西口腔医学院		郑 玮	四川大学华西口腔医学院	
伍 俊	四川大学华西口腔医学院		胡莉为	四川大学华西口腔医学院	
刘 尧	四川大学华西口腔医学院		夏 辉	四川大学华西口腔医学院	
刘 显	四川大学华西口腔医学院		高 宁	四川大学华西口腔医学院	
刘济远	四川大学华西口腔医学院		曾 维	四川大学华西口腔医学院	
李 杨	四川大学华西口腔医学院		谢蟪旭	四川大学华西口腔医学院	
李 果	四川大学华西口腔医学院		廖学娟	四川大学华西口腔医学院	
李佳杰	四川大学华西口腔医学院		潘 剑	四川大学华西口腔医学院	

人民卫生出版社

·北 京·

图书在版编目（CIP）数据

口腔颌面外科学实验教程/王杭，罗恩主编 . —北京：人民卫生出版社，2023.10

ISBN 978-7-117-35456-1

Ⅰ.①口…　Ⅱ.①王…②罗…　Ⅲ.①口腔颌面部疾病 – 口腔外科学 – 医学院校 – 教材　Ⅳ.①R782

中国国家版本馆 CIP 数据核字（2023）第 195982 号

| 人卫智网 | www.ipmph.com | 医学教育、学术、考试、健康，购书智慧智能综合服务平台 |
| 人卫官网 | www.pmph.com | 人卫官方资讯发布平台 |

口腔颌面外科学实验教程

Kouqiang Hemian Waikexue Shiyan Jiaocheng

主　　编：王　杭　罗　恩
出版发行：人民卫生出版社（中继线 010-59780011）
地　　址：北京市朝阳区潘家园南里 19 号
邮　　编：100021
E - mail：pmph @ pmph.com
购书热线：010-59787592　010-59787584　010-65264830
印　　刷：鸿博睿特（天津）印刷科技有限公司
经　　销：新华书店
开　　本：787 × 1092　1/16　印张：9
字　　数：157 千字
版　　次：2023 年 10 月第 1 版
印　　次：2023 年 11 月第 1 次印刷
标准书号：ISBN 978-7-117-35456-1
定　　价：88.00 元

打击盗版举报电话：**010-59787491**　**E-mail：WQ @ pmph.com**
质量问题联系电话：**010-59787234**　**E-mail：zhiliang @ pmph.com**
数字融合服务电话：**4001118166**　**E-mail：zengzhi @ pmph.com**

前　言

　　口腔颌面外科学作为口腔医学的重要组成部分,也是口腔医生需要掌握的基本技能。其教学目的是培养出高素质的合格口腔颌面外科人才。在口腔颌面外科教学中除了注重理论教学外,更要知行合一,重视学生的实践操作,通过采取多种教学方法,带动学生掌握外科操作的基本技能,取得更为良好的教学效果。此书结合四川大学华西口腔医学院多年的教学经验,进行不断的优化和改进,探索出一套适宜口腔医学本科学生学习的口腔颌面外科实验教程。本书响应人民卫生出版社提出的关于适应时代要求和新的教学模式需要的纲领,进行了与时俱进的编写。

　　《口腔颌面外科学实验教程》涵盖了口腔颌面外科所有实操重点内容,根据口腔颌面外科学发展的临床和教学需要,在结构上与内容上都进行了较为合理的设计。首先,本书在结构上,分为前二十三个实验部分与病案讨论部分,实验部分主要通过详细的步骤及直观的插图来还原实验过程,便于学生进行规范的学习;病案讨论部分主要通过各个经典案例及彩色临床病例照片来展示案例,培养学生临床思维能力。内容上,本书参考大量书籍和近年文献,在介绍基础知识的同时,也不忘引入新知识、新技术,拓宽学生知识面。为了便于学生理解和课后复习,章末常设置课后思考题。同时,本书精修了大部分插图,将更高清、更直观且更具审美性的图片大量插入,便于学生理解。

　　本教程以四川大学华西口腔医学院颌面外科为主的多名编者参与了编写工作,他们均为常年活跃在口腔颌面外科教学与临床一线的教授及学者,积极承担了分工、编写、定稿、审核等工作。本书是所有编委齐心协作、共同劳动的结晶,在此向所有编委表示诚挚的谢意。

作为该教程的主编,除感到荣幸与喜悦之外,也倍感责任重大与压力重重。限于时间紧促及个人造诣有限,本书难免出现纰漏与不足,故而诚恳地希望各院校师生或口腔医学同行提出宝贵的意见和建议,以求更趋完善。

王杭 罗恩

2023 年 9 月 12 日

目　录

实验一　颅骨绘制

【目的和要求】

通过对颅骨模型的观察和描绘,掌握颅骨(正面观)的基本形态特征。

【实验内容】

1. 观察颅骨标本。
2. 描绘颅骨的形态特征。

【方法和步骤】

绘制颅骨

1. 设定 1 个长度单位,绘制一个长宽之比为 3∶2 的矩形。先用一条竖线(A)将矩形的宽边两等分,再用五条横线(B、C、D、E、F)将矩形的长边六等分(图 1-1)。

2. 从上至下分别画一大一小两个圆,较大者以线 A 和线 C 的交点为圆心,1单位长度为半径;较小者以线 D 到矩形底边垂直距离的中点为圆心,3/4 单位长度为半径(图 1-2)。

3. 在较大圆的下半部分和较小圆中分别画出眼眶、鼻腔和牙齿的轮廓。两侧眼眶分别位于 A 线两侧,由内向外略微向下倾斜,其下缘与小圆的切线重合。鼻腔位于正中线上,在两个圆的重叠处,即垂直方向的第四格中。牙齿轮廓位于较小圆的正中,在垂直方向的第五格中(图 1-3)。

4. 绘制颧骨、颧弓和下颌骨的轮廓(图 1-4)。

5. 绘制牙齿唇侧面形态,前牙(近处)牙齿大,后牙(远处)牙齿小(图 1-5)。

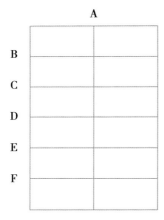

图 1-1　绘制一个长宽比为 3∶2 的矩形,将其宽边两等分、长边六等分

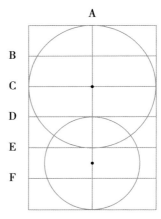

图 1-2　以线 A 和线 C 的交点为圆心,1 单位长度为半径,绘制大圆;以线 D 到矩形底边垂直距离的中点为圆心,3/4 单位长度为半径,绘制小圆

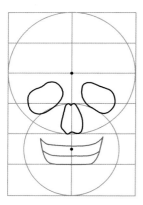

图 1-3　绘制眼眶、鼻腔和牙齿的轮廓

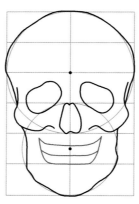

图 1-4　绘制颅骨、颧弓和下颌骨的轮廓

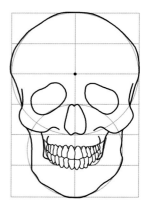

图 1-5　绘制牙齿唇侧面形态

（李　杨）

实验二　口腔颌面部检查

【目的和要求】

初步掌握临床中口腔颌面外科患者的基本检查方法,了解口腔颌面部检查前的准备、检查器械的正确使用方法以及辅助检查方法的选择。

【实验内容】

1. 口腔检查前准备。
2. 口腔检查器械的正确使用。
3. 口腔检查、颌面部检查、颈部检查、颞下颌关节检查及唾液腺检查。
4. 辅助检查方法的选择。

【实验用品】

口镜、镊子、探针、器械盘、无菌手套、一次性医用口罩、一次性医用帽子等。

【方法和步骤】

1. 口腔检查准备

（1）诊室环境:清洁、安静、光线充足、通风。自然光最为理想,可以真实反映牙冠、牙龈和黏膜的色泽。自然光线不足时,应有辅助灯光,且以冷光源为宜。口腔内光线无法直射的部位,可借助口镜反光进行检查。

（2）着装:医师穿戴好工作服、帽子、口罩,注意衣领防护及着装整洁。

（3）设备:检查前,确认口腔综合治疗台各部分功能正常。

（4）医师体位:医师体位一般采用坐位。医师坐在医师座椅上,两脚平放于地面,两腿自然分开,头、颈、胸和腰背部呈自然直立位。检查时,上臂与地面垂直,双肘关节贴近腰部,前臂弯曲与患者口腔高度在同一水平面上。医师的视线与患者的口腔保持在 20~30cm 左右的距离,以直视下能清楚观察患者口腔为宜。

医师活动区域自患者头顶后方到右前方约 120° 的范围。

（5）患者体位：患者体位一般为半卧位或平卧位。调节患者位置，使患者头部枕于头托内且患者头部与医师的肘部在同一水平。当检查上颌牙时，使上颌平面与地面成 45°；检查下颌牙时，使下颌平面与地面平行。

（6）手的消毒：修剪指甲，卫生洗手后戴医用无菌手套。

2. 口腔检查器械的正确使用　口腔检查的基本器械主要包括口镜、探针和镊子等。

（1）口镜的用途：①反射或聚光到检查部位，增强局部照明；②可用以观察无法直视的部位；③牵引或推压唇、颊、舌等软组织，以利检查或手术；④有一定重量的平头器械，如金属柄的口镜和镊子可以用于叩诊，不能使用一次性器械叩诊。

（2）探针的用途：检查龋洞、探测牙石和牙周袋、牙齿敏感区及窦道等。

（3）镊子的用途：夹持敷料或器械、检查牙齿动度、取出异物等。

（4）其他辅助器械：挖匙可用于除去龋洞内的龋坏牙本质；气枪用以吹干；水枪用以冲洗；牙线用以清除嵌塞的食物和检查牙齿邻接关系等。

3. 一般检查

（1）口腔检查：口腔检查的顺序为由外到内、由前到后、由浅入深。必要时应进行健、患侧对应部位的对比检查。

1）口腔前庭检查：依次检查唇、颊、唇颊侧牙龈黏膜、唇颊沟及唇颊系带、牙槽嵴。注意观察有无黏膜颜色异常，软硬组织有无质地改变、压痛，系带附着是否正常，唇颊沟深度是否变浅，牙槽嵴高度是否正常，腮腺导管乳头有无红肿、挤压时溢脓等异常情况；是否存在窦道、瘘管、溃疡、伪膜、包块或新生物，是否有异常的骨刺、骨突，怀疑骨折的患者是否有假关节、骨断端摩擦感、台阶感等。

2）牙及咬合关系检查：①依照探诊和叩诊仔细检查牙齿的健康情况，注意检查牙体硬组织、牙周和根尖周等部位的情况；②检查咬合关系时，需要注意咬合关系是否存在异常；③张口度检查需要明确是否存在张口受限，临床上分为轻度、中度、重度和完全张口受限；④开口型检查：正常开口型方向呈"↓"，竖直向下且不偏斜。应记录是否存在异常开口型，如：偏斜、偏摆等（图 2-1，图 2-2）。

3）固有口腔及口咽检查

① 腭部：依次检查硬腭、软腭、悬雍垂黏膜的色泽、质地和形态，必要时可检查腭舌弓、腭咽弓和腭扁桃体。观察是否有充血、肿胀、包块、溃疡和组织坏死，是否存在畸形和缺损，以及腭咽闭合情况。

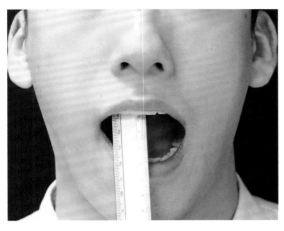

图 2-1　张口度的检查

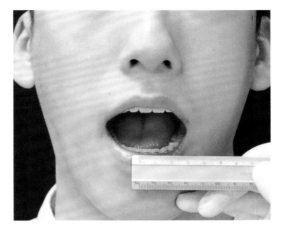

图 2-2　开口型的检查

② 舌部：依次检查舌体、舌根、舌腹黏膜的色泽和质地，舌苔情况、舌形以及舌体大小有无改变。检查舌部情况，系带附着是否正常，有无运动障碍和伸舌偏斜，必要时对舌的味觉功能进行检查。

③ 口底检查：检查口底黏膜色泽和质地，下颌下腺导管及其开口情况。

④ 口咽检查：可借助压舌板、口镜、直接喉镜或间接喉镜检查咽后壁、咽侧壁、软腭、扁桃体和舌根。

学习使用双手合诊进行口底和下颌下区检查；双指合诊检查唇、颊、舌部病变（图 2-3、图 2-4）。

（2）颌面部检查

1）面部表情及意识神态：面部表情和意识神态的变化可以是某些口腔颌面

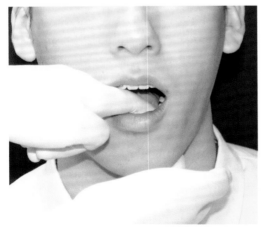

图 2-3　双手合诊

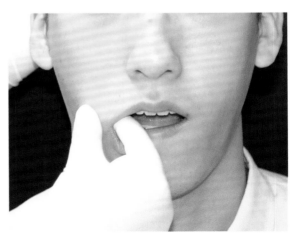

图 2-4　双指合诊

外科疾病的反映,或是某些全身疾病的临床表现。

2）外形和色泽检查:观察口腔颌面部外形,包括各部分比例是否协调,左右面部是否对称,有无凹陷和突出;观察皮肤色泽和质地是否异常。

3）面部其他器官检查:有些口腔颌面部疾病同时伴有眼、耳、鼻等器官的病变,应该认真检查。

4）病变的部位和性质:对于病变部位应做进一步检查,明确病变部位的大小、范围和形态,同时在检查中明确病变的性质,包括有无移动度、触痛、波动感、捻发音等体征。

5）语音及听诊检查:语音及听诊的检查在一些特殊疾病中非常重要,需要检查有无腭裂语音、舌根部肿块是否导致含橄榄语音、有无颞下颌关节弹响和动静脉畸形造成的局部吹风样杂音等。

（3）颈部检查

1）一般检查:仔细观察颈部的外形、色泽以确定有无肿胀、畸形、溃疡及瘘管,如有肿块应进一步检查确定其性质。检查颈部活动度,是否出现颈肩、脊柱牵涉痛,或是四肢麻木、头晕、耳鸣等症状。

2）淋巴结检查:①检查者站立于患者的右侧,患者低头并略偏向检查侧,使受检侧皮肤和肌肉松弛;②检查者由浅入深触诊,起自枕部,经耳后、耳前、腮、颊、下颌下,直至颏下,顺着胸锁乳突肌前后缘、颈前后三角至锁骨上窝,仔细检查深、浅淋巴结;③触诊检查时应注意肿大淋巴结的部位、数目、大小、性质、硬度、活动度、有无压痛等情况;④注意健侧与患侧对比（图2-5,图2-6）。

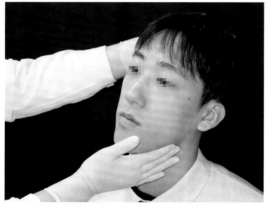

图2-5　颈部淋巴结的检查:沿着胸锁乳突肌方向手指轻柔打圈

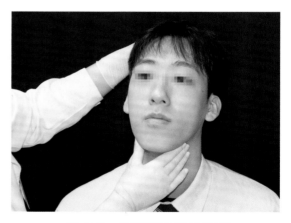

图2-6　颈部淋巴结的检查

（4）颞下颌关节检查

1）面型及关节动度检查

① 进行颞下颌关节检查时,首先应观察面部左右是否对称,关节区、下颌支、下颌角和下颌体各部分的长度和大小是否正常。此外,还应检查面下 1/3 是否协调,颏点是否居于正中。

② 髁突活动度检查:以双手示指或中指置于两侧耳屏前方、髁突外侧,嘱患者做开闭口运动,感触髁突动度;或将小指伸入两侧外耳道内,贴外耳道前壁进行触诊,了解髁突活动度,注意两侧对比(图 2-7)。

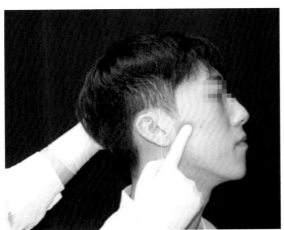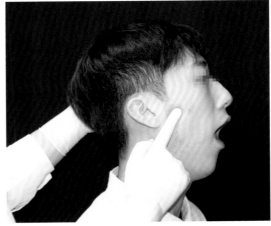

图 2-7　患者做开闭口运动,检查关节动度和杂音

2）咀嚼肌检查:检查颞肌、咬肌等咀嚼肌群的收缩力,观察两侧是否对称、协调,医师用手指触压时是否有疼痛。在进行口内的检查时,可根据咀嚼肌的解剖部位,依次扪触翼外肌下头(上颌结节上方)、颞肌前份(下颌支前缘向上)、翼内肌下部(下颌磨牙舌侧后下方和下颌支内侧面),检查有无压痛等异常,同时对比左右两侧是否相同(图 2-8,图 2-9)。

3）咬合关系检查:首先检查咬合关系是否正常、有无紊乱;牙磨耗程度及磨耗是否均匀一致;覆𬌗覆盖情况,𬌗曲线、补偿曲线是否正常。此外,还应检查牙体及牙周情况,如:龋病、牙周病、牙缺失等,为关节疾病的诊断及治疗提供客观依据。

4）下颌运动检查:嘱患者行开闭口运动、下颌前伸运动和侧颌运动,检查各方向运动是否受限。检查关节功能,有无疼痛、弹响或杂音等异常。如有异常声响,应记录其发生的时间、次数、性质和响度;两侧关节动度是否一致,运动中有

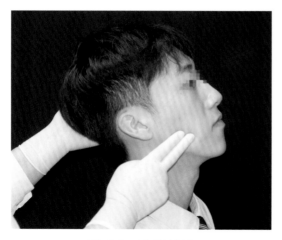

图 2-8 咬肌触诊

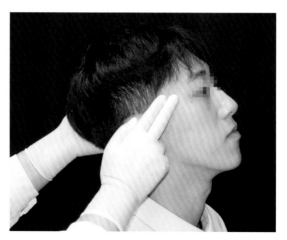

图 2-9 颞肌触诊

无偏斜;同时应对开口度和开口型进行测量和记录。

（5）唾液腺检查:唾液腺检查主要检查三对大唾液腺,当然,小唾液腺也会引起某些特殊疾病,同样应予以重视。唾液腺检查一般采用两侧对比的方法。对于两侧都有病变的患者,需要以正常解剖形态为准与患者的唾液腺病变状态进行比较。

1）腮腺的检查方法多为触诊,一般以示、中、无名三指平触为宜,切忌用手指提拉腺体。下颌下腺和舌下腺因其均位于口底,故触诊时采用双手合诊法检查。

2）触诊着重检查导管口有无结石,同时检查导管的粗细和质地。

3）必要时可按摩推压腺体,促进腺体分泌,以便更好地观察腺体分泌情况,重点观察分泌物的颜色、流量和性质,如有需要,可进一步进行实验室检查。

4. 正确选择辅助检查方法 临床与口腔疾病相关的辅助检查主要有:

（1）影像学检查:普通 X 线片检查、电子计算机 X 线体层摄影（CT）、磁共振成像（MRI）、PET/CT 检查及放射性核素检查等。

（2）实验室检查:临床检验、生物化学检验、细菌学及血清学检验等,对颌面外科疾病的诊断治疗以及对全身情况的监测有重要意义。

（3）穿刺、涂片及活组织检查。

【操作要点】

1. 进行口腔检查前,需要准备齐全,穿戴好工作服、帽子、口罩。医师和患者体位正确,无菌意识强。切记检查时需要摘除手表、戒指、手镯等手部饰物,戴无菌手套后不可触摸非清洁区等。

2. 口腔检查器械握持需要注意规范使用。患者位置或医师体位不正确,会使医师检查时身体不舒适,建议保持正确的检查姿势,养成良好习惯。

3. 口腔检查完成后,需要关闭治疗台的检查灯,将台面收拾干净,保持一个整洁的工作环境。

4. 明确辅助检查的适用范围,防止造成错误选用辅助检查项目以及过度检查。了解辅助检查的局限及不足,不要忽略相关检查的禁忌证。

（李　杨）

实验三　实验室检查结果判断

【目的和要求】

了解临床常用实验室检查项目,根据实验室基本检查的参考值评判检查结果是否正常,并结合临床情况分析检查结果的临床意义。

【实验内容】

1. 基本生化检验的参考值及临床意义。
2. 血、尿、便常规的参考值及临床意义。
3. 凝血功能的参考值及临床意义。
4. 肝、肾功能的参考值及临床意义。
5. 传染病检测(乙型肝炎病毒免疫标志物、丙型肝炎病毒抗体、梅毒螺旋体抗体、人类免疫缺陷病毒抗体)的参考值及临床意义。

【方法和步骤】

由指导教师介绍临床常用实验室检查项目和检查结果的判断方法,并结合临床病例和化验单,请学生分组讨论。

1. 基本生化检验

(1)血清电解质检查

【参考值】

钾(K$^+$):3.5~5.5mmol/L。

钠(Na$^+$):135.0~145.0mmol/L。

氯(Cl$^-$):96.0~108.0mmol/L。

【临床意义】　水和电解质广泛分布在人体内,起着维持细胞外液渗透压、体液分布和转移、调节体液酸碱平衡的重要作用。外界环境的变化、全身性的疾病或医源性因素都可能引起水电解质紊乱,因此血清电解质检查是临床上最为基础也是最能直观反映机体健康状况的实验室检查项目。

（2）血糖

【参考值】　3.89~6.11mmol/L（空腹血糖）。

【临床意义】　①血糖增高常见于各型糖尿病、应激性高血糖、其他内分泌疾病等；②血糖降低见于胰岛素分泌过多、严重的肝脏疾病造成的肝糖原贮存缺乏、对抗胰岛素的激素分泌不足及先天性糖原代谢酶缺乏。

（3）二氧化碳结合力（CO_2CP）

【参考值】　22~31mmol/L。

【临床意义】　①二氧化碳结合力降低是由代谢性酸中毒或呼吸性碱中毒等疾病引起；②增高是代谢性碱中毒或呼吸性酸中毒的生化表现。

（4）血沉（ESR）

【参考值】　男 0~15mm/h；女 0~20mm/h。

【临床意义】　①生理性增快：经期、分娩、妊娠、老年人、饭后等可轻微增快；②病理性增快：见于各种炎症、结核病、高胆固醇血症等；③减慢：见于各种原因引起的血液浓缩、真性红细胞增多症等。

2. 血常规，尿常规，便常规

（1）血常规

1）红细胞计数（RBC）

【参考值】

成年男性：（4.0~5.5）$\times 10^{12}$/L。

成年女性：（3.5~5.0）$\times 10^{12}$/L。

儿童：（6.0~7.0）$\times 10^{12}$/L。

【临床意义】

红细胞计数增多可分为：①生理性增加：见于胎儿、新生儿、高原地区居民；②病理性增加：各种原因的血浆容量减少造成红细胞相对数量的增加、严重的慢性心肺疾病、真性红细胞增多症等。

红细胞计数减少可分为：①生理性减少：见于婴幼儿、低龄儿童、部分老年人、孕妇；②病理性减少：各种原因引起的贫血。

2）血红蛋白（Hb）

【参考值】　成年男性：120~160g/L；成年女性：110~150g/L；儿童：170~200g/L。

【临床意义】　同红细胞计数。

3）白细胞计数（WBC）

【参考值】　成人:(4.0~10.0)×10^9/L;新生儿:(15.0~20.0)×10^9/L。

【临床意义】　①病理性增高:多见于尿毒症、白血病、急性化脓性感染、急性出血、组织损伤等;②病理性减少:多见于再生性障碍性贫血、肝硬化、脾功能亢进、放化疗等。

4)白细胞分类计数(DC)

中性杆状核粒细胞:1%~5%。

中性分叶核粒细胞:50%~70%。

嗜酸性粒细胞:0.5%~5%。

嗜碱粒性细胞:0~1%。

淋巴细胞:20%~40%。

单核细胞:3%~8%。

【临床意义】

① 中性粒细胞:生理性增多,见于新生儿和妊娠晚期。病理性增加多见于急性感染、急性大出血、严重的组织损伤、急性中毒和白血病等。病理性减少见于某些感染、血液系统疾病、自身免疫性疾病、脾功能亢进。

② 淋巴细胞:淋巴细胞增多见于某些急性传染病、移植手术后的排斥反应、感染性疾病和淋巴细胞白血病。减少主要见于放射性损伤、应用肾上腺皮质激素治疗等。

③ 嗜酸性粒细胞:嗜酸性粒细胞增多见于过敏性疾病、寄生虫病、皮肤病等。减少可见于伤寒和副伤寒、长期应用肾上腺皮质激素、术后机体应激状态等。

④ 嗜碱性粒细胞:嗜碱性粒细胞增多可见于过敏、血液疾病、肿瘤等。减少无临床意义。

⑤ 单核细胞:单核细胞增多见于结核、伤寒、心内膜炎、疟疾等感染及急性传染病的恢复期等。减少无临床意义。

5)嗜酸性粒细胞直接计数(EOS)

【参考值】　(50~300)×10^6/L。

【临床意义】　①增多:银屑病、湿疹、天疱疮、支气管哮喘、食物过敏、一些血液病及肿瘤等;②减少:伤寒、副伤寒早期、长期使用肾上腺皮质激素后。

6)血小板计数(PLT)

【参考值】　(100~300)×10^9/L。

【临床意义】　① 增多:骨髓增生性疾病、血小板增多症、大出血和术后、脾切除术后;② 减少:血小板生成障碍,如白血病和再障、脾功能亢进、系统性红斑狼疮等。

（2）尿常规

1）酸碱度（pH）

【参考值】　pH 约为 6.5,4.5~8.0 均为正常值。

【临床意义】　①尿 pH 增高:碱中毒、尿路感染、胃酸丢失、服用重碳酸;②尿 pH 降低:酸中毒、痛风、服用酸性药物等。

2）比重（SG）

【参考值】　1.003~1.030。

【临床意义】　①尿液比重增高:见于高热、脱水、尿中含造影剂或葡萄糖;②尿液比重降低:见于由于慢性肾炎或肾盂肾炎造成的肾小管浓缩功能障碍、尿崩症等。

3）尿蛋白（Pro）定性定量试验

【参考值】　定性:阴性;定量:30~130mg/24h。

【临床意义】　蛋白尿指患者 Pro 定性检测阳性或定量检测结果大于150mg/24h。见于肾盂、输尿管、膀胱和尿道的炎症,肾小球和肾小管疾病,剧烈运动、精神紧张等因素也会引起蛋白尿。

4）葡萄糖（Glu）

【参考值】　阴性。

【临床意义】　阳性可分为暂时性和病理性。暂时性尿糖见于应激反应一时性肾上腺素或是胰高糖素分泌过多所致。病理性尿糖见于胰岛素分泌量相对或绝对不足和继发性高血糖性糖尿。

5）酮体（Ket）

【参考值】　阴性。

【临床意义】　阳性见于糖尿病酮症酸中毒、非糖尿病酮症,如感染、饥饿、禁食过久等、服用某些降糖药物、中毒。

6）红细胞计数（RBC）

【参考值】　红细胞 <3 个/HP（高倍视野）。

【临床意义】　增多常见于泌尿系统结石、肿瘤、结核、肾炎及外伤等,亦见于邻近器官的疾病、感染性疾病及血液病等。

7）尿白细胞计数（WBC）

【参考值】　白细胞计数 <5 个/HP（高倍视野）。

【临床意义】 白细胞增多大部分为脓细胞,常见于肾盂肾炎、肾结核、膀胱炎或尿道感染等。

8)尿潜血(BLD)

【参考值】 阴性。

【临床意义】 阳性可能为泌尿系统存在炎症、肿瘤或结石。

9)管型

【参考值】 无或偶见透明管型/HP。

【临床意义】

① 透明管型:在正常人浓缩尿中偶尔可见到,剧烈运动、麻醉、肾脏受到刺激后尿中可出现透明管型,临床意义较小。大量出现见于肾小球肾炎、肾病、肾盂肾炎、肾动脉硬化等疾病。

② 颗粒管型:可见于肾实质性病变,如肾小球肾炎、肾病、肾动脉硬化等,药物中毒损伤肾小管及肾移植术发生排斥反应时亦可见到。

③ 红细胞管型:尿中见到红细胞管型提示肾内出血,可见于急性肾小球肾炎或急性肾小管坏死。

④ 白细胞管型:常见于急性肾盂肾炎、间质性肾炎等,有红斑狼疮肾炎患者亦可见到。

⑤ 脂肪管型:见于急性或慢性肾衰竭。

(3)便常规

1)外观

【参考值】 黄褐色成形便。

【临床意义】 黏液便常见于细菌性痢疾等疾病,黑色柏油样便常见于上消化道出血。

2)白细胞

【参考值】 0~偶见/HP。

【临床意义】 白细胞数量增多一般见于肠道系统感染。

3)潜血

【参考值】 阴性。

【临床意义】 阳性常见于上消化道出血。

3. 凝血功能

(1)凝血时间(CT)

【参考值】 普通试管法 4~12 分钟;活化法 1.14~2.05 分钟。

【临床意义】　①延长:见于凝血因子减少,凝血活酶生成不良,纤维蛋白溶解活性亢进,血循环中有抗凝物质等;②缩短:见于脑血栓形成、静脉血栓、高血糖、高血脂等。

（2）血浆凝血酶原时间（PT）

【参考值】　PT 正常为 12~16 秒,患者测定值超过对照值 3 秒以上为异常。

【临床意义】　①PT 延长:见于先天性凝血因子 Ⅱ、Ⅴ、Ⅶ、Ⅹ 及纤维蛋白原缺乏,后天凝血因子缺乏主要见于维生素 K 缺乏、严重的肝脏疾病、纤溶亢进、DIC、口服抗凝剂、血循环中有抗凝物质等;②PT 缩短:见于血液高凝状态或血栓性疾病。

（3）活化部分凝血活酶时间（APTT）

【参考值】　24~36 秒,较正常对照值 10 秒以上为异常。

【临床意义】　①延长:常见于凝血因子Ⅷ、Ⅺ和Ⅻ缺乏症,血友病甲、乙（因子Ⅸ）、部分血管性假血友病,严重的凝血酶原（因子Ⅱ）及凝血因子Ⅴ、Ⅹ减少和纤维蛋白原缺乏,血循环中有抗凝物质等;②缩短:见于高凝状态,血栓性疾病,凝血因子Ⅷ、Ⅹ活性增高,血小板增多等。

（4）血浆纤维蛋白原（FG）

【参考值】　2~4g/L。

【临床意义】　①增高:见于急性心肌梗死、糖尿病、妊娠高血压综合征、急性肾炎、休克、急性感染、大手术后、恶性肿瘤等;②减低:见于 DIC 消耗性低凝期及纤溶、原发性纤溶症、重症肝炎、肝硬化等。

（5）出血时间（BT）

【参考值】　纸片法为 1~5 分钟。

【临床意义】　出血时间延长见于血小板大量减少和血小板功能缺陷、急性白血病、坏血病。

（6）凝血酶时间（TT）

【参考值】　11~18 秒。

【临床意义】　①延长:见于肝素增多或类肝素抗凝物质存在,如 SLE、肝病、肾病等,低（无）纤维蛋白血症、异常纤维蛋白原血症、纤维蛋白原降解产物（FDP）增多等;②缩短:高 FG 血症、钙离子存在或标本有微小凝结块及 pH 呈酸性时。

4. 肝肾功能

（1）肝功能

1）谷丙转氨酶（ALT）

【参考值】　0~40U/L。

【临床意义】　增高常见于肝胆疾病,如急、慢性病毒性肝炎、肝硬化、胆囊炎和胆管炎等,也可见于骨骼肌损伤、心肌损伤、药物及中毒性肝脏损害等。

2）谷草转氨酶（AST）

【参考值】　0~40U/L。

【临床意义】　同ALT。

3）γ-谷氨酰转移酶（GGT）

【参考值】　0~50U/L。

【临床意义】　增高常见于胆道阻塞性疾病、病毒性肝炎、肝硬化、脂肪肝、胰腺疾病等。

（2）肾功能

1）血清肌酐（Cr）

【参考值】　44~133μmol/L。

【临床意义】　①增加:见于任何导致肾小球滤过作用降低的疾病,如急、慢性肾衰竭;②减少:见于进行性肌萎缩、白血病和贫血等。

2）尿素氮（BUN）

【参考值】　1.79~7.14mmol/L。

【临床意义】　①增高:见于急慢性肾炎、急慢性肾功能障碍、重症肾盂肾炎、心力衰竭、烧伤、失血等;②降低:常见于严重的肝病。

3）血清尿酸（UA）

【参考值】　90~420μmol/L。

【临床意义】　升高:①原发性,如原发性痛风;②肾功能损害性疾病;③核酸代谢增加,如白血病、骨髓瘤等;④中毒（如氯仿、四氯化碳、铅）和子痫。降低:肾小管吸收尿酸功能受损导致的尿中丢失尿酸或肝功能损害致使尿酸产生减少。

5. 传染病检测

（1）乙型肝炎病毒免疫标志物

【参考值】　均为阴性。

【临床意义】

乙肝病毒表面标志物检测常见模式的临床意义

模式	HBsAg	抗-HBs	HBeAg	抗-HBe	抗-HBs	临床意义
1	+	−	+	−	+	急性或慢性乙肝,高传染性
2	+	−	−	+	+	急性或慢性乙肝,或 HBsAg 携带者
3	+	−	−	−	+	急性趋向恢复或慢性乙肝,弱传染性
4	−	+	−	−	+	急性感染恢复或既往感染,有免疫力
5	−	−	−	+	+	乙肝恢复期,弱传染性
6	−	−	−	−	+	急性感染窗口期或既往感染乙肝
7	−	+	−	−	−	疫苗接种后或 HBV 感染后康复
8	−	+	−	+	+	急性乙肝恢复期,开始产生免疫力
9	−	−	−	−	−	非乙肝感染

（2）丙型肝炎病毒抗体（抗-HCV）

【参考值】　阴性。

【临床意义】　阳性是诊断丙型肝炎感染的重要依据。

（3）梅毒螺旋体抗体（抗-TP）

【参考值】　阴性。

【临床意义】　阳性可诊断为梅毒。

（4）人类免疫缺陷病毒抗体（抗-HIV）

【参考值】　阴性。

【临床意义】　HIV 抗体阳性有以下几种可能：

①处在 HIV 感染的潜伏期；②HIV 隐性感染期；③艾滋病相关综合征或艾滋病。

（李　杨）

实验四　口腔颌面外科门诊及病房工作环境

【目的和要求】

通过临床巡查口腔颌面外科门诊和病房,熟悉口腔颌面外科门诊与病房的组成和工作内容,提高对口腔颌面外科学的兴趣。

【实验内容】

1. 学习口腔颌面外科门诊工作内容。
2. 学习口腔颌面外科病房的组成及主要工作与职能。

【方法和步骤】

由指导教师介绍口腔颌面外科学学科范畴,临床科室设置和相关医技科室(放射科、病理科、供应室、检验科、手术室等),然后带领学生巡视口腔颌面外科门诊与病房。

1. 口腔颌面外科门诊工作内容

(1)介绍口腔颌面外科门诊的常规诊疗。

(2)介绍各种敷料及器械的存放位置和消毒方法,器械使用后的保养方法。

(3)介绍牙科综合治疗椅的各部分组成和使用方法。

(4)介绍诊断桌(包括检查盘,各种实验室检查和 X 线检查申请单、处方等),并介绍填写检查申请单和处方的方法。

(5)介绍接诊前医师手的清洁及门诊手术的术前准备。

(6)介绍门诊常用急救药物及外用止血药物。

(7)介绍门诊手术室内各区域组成及门诊手术的治疗范围。

(8)介绍急诊室及常用急诊药物和器械。

(9)介绍入院处:凡病情较重或需要住院手术治疗、观察的患者,都需住院治疗,如:口腔颌面部的感染、损伤和肿瘤患者,严重的唾液腺疾病患者,患有先天性唇腭裂或颌面部神经疾患患者等。患者经门诊开入院证,再到入院处办理手续,经过卫生消毒处理(洗澡、更衣等)后入院。

2. 口腔颌面外科病房工作内容

(1)病房的设施:有医师办公室、护士工作站、病房、换药室、餐室、库房、文娱室、卫生间等,其中重点介绍换药室,包括敷料、器械、药物的存放位置等。

(2)查房制度:每天晨会前由主治医师及主管病房医师做重点查房,以便及时掌握危重患者术前、术后的情况,并加以处理。各主管病房的医师每日巡视病房1~3次,对危重患者应随时掌握病情变化并给予处理。每星期大查房一次,由科主任查房,解决疑难问题,提出治疗方案。查房时,由实习医师或主管病房医师(研究生或住院医师)报告患者的病情并准备好必需的X线片及各项实验室检查报告结果等,提出自己的初步诊断、治疗方案以及需讨论的问题。

(3)交接班制度:每天早晨8:00晨会时间,由夜班护士做书面交班,值班医师口头交班,以便掌握夜间患者病情变化,保证患者得到及时治疗或抢救。对危重患者需进行床头交接班,确保交接班时的信息传递准确、无遗漏。

(4)查对制度:对患者做任何治疗时都必须反复查对,确保治疗和患者对应,防止发生差错事故。

(5)手术制度:手术前一日将手术通知单送至手术室。手术一般在早晨开始,手术前要周密准备,对风险大的手术,应让患者家属签手术预核书,并报医院批复和备案。手术中要细致认真,手术后要严密观察。

(6)会诊制度:凡医疗技术上有疑难问题难以解决,需要及时会诊,会诊工作由住院总医师及主管医师执行。

(7)4个口腔颌面外科专科病房的介绍:由指导教师带领学生巡视唇腭裂外科病房、创伤整形外科病房、头颈肿瘤外科病房、正颌及关节外科病房,并选择典型的病种(包括畸形、感染、创伤、肿瘤)做重点介绍,使学生了解口腔颌面外科各病房的治疗范围。

【思考题】

1. 口腔颌面外科临床诊疗主要包括哪些方面的内容?
2. 口腔颌面外科与普通外科比较,有哪些特殊性? 又有哪些共性?

(曾 维 杨 波)

实验五　病历书写

【目的和要求】

掌握口腔颌面外科门诊病历以及住院病历的书写,熟悉电子病历的功能和书写基本要求,了解急诊病史记录的基本要求。

【实验内容】

1. 学习口腔颌面外科门诊病历、口腔颌面外科住院病历、急诊病史记录书写的基本要求。

2. 学习电子病历的功能和书写的基本要求。

3. 写一份口腔颌面外科门诊病案。

4. 写一份口腔颌面外科住院病案。

【方法和步骤】

1. 口腔颌面外科门诊病历(图 5-1)

(1)口腔颌面外科门诊病历书写基本要求

病历封面包括患者的基本信息,如:姓名、性别、年龄、民族等;还应有患者的社会信息,如:职业、工作单位、家庭住址等,字迹工整易认。病历主体部分包括初诊日期、就诊科别、主诉、现病史、既往史、家族史、口腔及颌面部检查、印象诊断或诊断、治疗计划、处置、医嘱、医师签名等。如系新病就诊,应按初诊病历格式书写;如系旧病复诊,则按复诊病历格式书写。初诊患者的病史及检查要求比较详细、全面,目的是为便于复诊时对比、参考。

(2)选择一名患常见疾病的口腔颌面外科门诊患者,由指导老师询问患者病情并进行体格检查,学生观察接诊过程记录并书写一份门诊病历。

2. 口腔颌面外科住院病历(图 5-2)

(1)口腔颌面外科住院病历书写基本要求

四川大学华西口腔医院电子病历

姓名：　　　　性别：　　　　年龄：　　岁　　就诊时间：

主诉
右上后牙不适3个月

现病史
3个月前自觉右上后牙不适，未特殊处理，为求进一步诊治来我科。

既往史
自述无全身系统性疾病史，无吸烟史，无传染性疾病史，无外伤及手术史，无药物过敏史，否认有个人史和家族史

专科检查
全口口腔卫生尚可，18垂直阻生。18牙局部软组织未见红肿，挤压未见溢脓。

辅助检查
全景片检查显示：18垂直阻生，牙根与上颌窦底关系不密切，邻牙未见龋坏、牙根吸收。

诊断
18垂直阻生

治疗方案
局麻下拔除患牙（18）

处置
排除手术禁忌，签署手术同意书。全口口腔检查后，根据治疗方案，铺胸巾，一次性吸唾器吸唾，术区消毒，神经阻滞麻醉，麻醉起效后，分离牙龈。常规增隙、去骨挺拔18牙，清理复位牙槽窝，咬纱球止血。

医嘱
1. 交代布置《拔牙术后注意事项》，保护创面，避免过热过烫饮食，24小时内少说话，避免剧烈运动；
2. 必要时术后抗菌消炎止痛，药自备，不适随诊。
--End

科室：口腔外科门诊　　　　　医生签名：　　　　　　页：1/1

图 5-1　口腔门诊病历示例

住院病历包括病案首页、入院记录、病程记录、手术同意书、麻醉同意书、输血治疗知情同意书、特殊检查(特殊治疗)同意书、病危(重)通知书、医嘱单、辅助检查报告单、体温单、医学影像检查资料、病理资料等。

1）病案首页：病案首页是整份病案最为核心的信息，其中包含的普通信息项是病案归档和检索查询的重要依据；专业信息项则为教学和科研提供了统计学基础；财务信息项向患者公开了住院各项收费，让患者了解了每笔费用的去向。

2）入院记录：患者入院后，经治医师通过对患者的详细问诊、体格检查及各项辅助检查获得有患者身体状况的信息后，经过归纳、整理和分析书写而成的记录。包括一般项目、主诉、现病史、既往史、个人史、婚育史、月经史、家族史、体格检查、实验室与影像学检查、诊断、治疗计划、小结和签名等。可分为入院记录、再次或多次入院记录、24小时内入出院记录、24小时内入院死亡记录等。入院记录、再次或多次入院记录要求于患者入院后24小时内完成，24小时内入院死亡记录应于患者死亡后24小时内完成。

3）病程记录：患者入院后，医师连续性记录患者的病程进展和医疗过程。

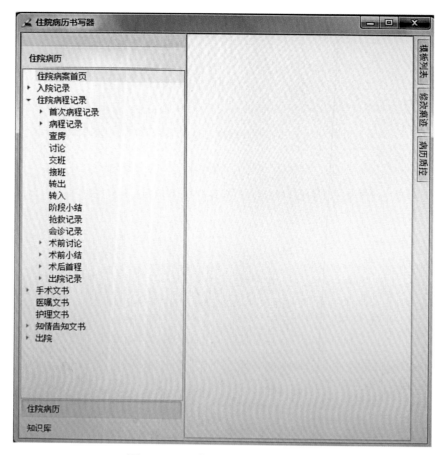

图 5-2　口腔住院病历书写系统

内容包括患者的病程进展、各项主要辅助检查结果及临床意义、上级医师查房记录、会诊意见、医师分析讨论意见、所采取的诊疗措施及效果、医嘱更改及理由、向患者及其近亲属告知的重要事项等。

①　首次病程记录：是病程记录的重要组成部分，患者入院后由经治医师或值班医师综合患者病情及各项检查结果，循证分析整理成具有导向性作用的记录，这一记录要在患者入院 8 小时内完成。

②　日常病程记录：是在患者住院期间连续性、阶段性的记录，对不同病情的患者应当根据个体情况决定记录频率。原则上病情越严重的记录频次越高，病危患者应当实时记录病情变化。

③　上级医师查房记录应当体现治疗方式和思维脉络，应于患者入院 48 小时内完成主治医师查房记录。

④　抢救记录：抢救记录是对于病情危重的患者，因对其采取抢救措施所须做

的记录。因抢救时间紧迫,未能及时书写病历,在抢救结束后6小时内相关医务人员应当补记并对实际情况加以说明。内容包括抢救过程中病情变化情况、抢救开始时间至结束时间及期间采取的各项措施、参加抢救的医务人员姓名及专业技术职称等。记录抢救时间应当具体到分钟。

4)手术记录:手术记录是在术后24小时内书写的,反映手术一般情况、手术过程、术前和术中诊断、术中发现及处理等一系列有序的手术操作过程的记录。

5)出院记录:经治医师对患者住院期间整个诊疗过程的总结,要求在患者出院后24小时内完成。

6)住院病历应当按照以下顺序排序:体温单、医嘱单、入院记录、病程记录、术前讨论记录、手术同意书、麻醉同意书、麻醉术前访视记录、手术安全核查记录、手术清点记录、麻醉记录、手术记录、麻醉术后访视记录、术后病程记录、病重(病危)患者护理记录、出院记录、死亡记录、输血治疗知情同意书、特殊检查(特殊治疗)同意书、会诊记录、病危(重)通知书、病理资料、辅助检查报告单、医学影像检查资料。

7)病案应当按照以下顺序装订保存:住院病案首页、入院记录、病程记录、术前讨论记录、手术同意书、麻醉同意书、麻醉术前访视记录、手术安全核查记录、手术清点记录、麻醉记录、手术记录、麻醉术后访视记录、术后病程记录、出院记录、死亡记录、死亡病例讨论记录、输血治疗知情同意书、特殊检查(特殊治疗)同意书、会诊记录、病危(重)通知书、病理资料、辅助检查报告单、医学影像检查资料、体温单、医嘱单、病重(病危)患者护理记录。

(2)选择一名患常见疾病的口腔颌面外科住院患者,由指导老师询问患者病情并进行体格检查,学生观察接诊过程记录并书写一份入院记录。

3. 急诊病史记录 急诊病史记录为接诊医师在患者因突发情况于急诊科就诊时书写,初诊病历记录适用于首次就诊患者和因同一疾病复诊但与上次就诊时间相隔3个月以上的患者,复诊病历记录则可依据初诊的原定诊断适当简化记录。急诊病历书写应突出准确、及时、客观的特点,包括:病史的正确记录、全面的体格检查及近期辅助检查的详细摘录、主次分明的确定诊断、有待证实诊断和各项处理意见等。

4. 电子病历 电子病历系统是随着信息技术的发展,依托电子计算机网络环境产生的由医疗机构提供支持,进行电子病历信息采集、存储、访问、统计以及信息共享的新型病历管理系统,并围绕提高医疗质量、提高医疗效率、保障医疗安全这三大主题,向医师和患者提供信息处理和智能化服务功能。

（1）电子病历的功能

1）病历书写完成后，可以打印出完整病历，并保留文本以供他用。电子病历系统设置了录入、编辑及支持功能，还可以提供临床试验病历、查阅相关知识库等功能，方便病历书写。

2）系统可管理医嘱下达、传递及执行，并校正医嘱使之完整合理，对医嘱的医保政策符合性自动进行检查。

3）电子病历系统可为患者建立个人信息数据库。

4）检验报告的管理功能，还有以趋势图展现患者的生命体征、历次检查结果等展现功能。

5）电子病历系统可为病历质量监控、医疗保险费用审核、医疗卫生服务信息、数据管控及分析等提供技术支持。还可实现区域医疗信息对接共享等扩展功能。

（2）电子病历的书写基本要求

1）电子病历按照卫生部《病历书写基本规范》的要求书写。电子病历系统为操作人员提供专有的身份识别手段，设置有相应的权限。医务人员登录电子系统操作完成并确认后，系统限制医务人员电子签名。实习医务人员、试用期的医务人员记录病历后，应经过在本医疗机构合法执业的医务人员审阅、修改并予电子签名确认。

2）门（急）诊电子病历记录，以接诊医务人员录入确认后即为归档，归档后不得修改。

3）住院病历在患者出院时，经过上级医师审核后归档。

4）不同的患者信息不得复制。患者诊疗过程中产生的非文字资料，如 CT、超声、磁共振等医学影像信息，应纳入电子病历系统管理，方便随时调阅。

5）打印病历需要按住院病历记录规定及时打印，字迹应清楚，打印后由相应医务人员手写签名。已完成录入打印并签名的病历不得擅自修改。

（夏　辉）

实验六　基本急救技术

【目的和要求】

熟练掌握基本急救技术,学习测量血压、判定异常血压,掌握正确吸氧方法,人工呼吸和胸外按压的操作方法及注意事项。

【实验内容】

1. 学习血压测量的方法及异常血压的判断。
2. 判断氧气吸入的指征及给氧装置操作方法。
3. 胸外按压的操作方法。
4. 人工呼吸的操作方法。

【方法和步骤】

1. 袖带加压血压测量法(图 6-1)

(1)测量部位:右上肢肘窝的肱动脉处。

(2)器械:汞柱式血压计,听诊器。

(3)成人正常血压数值(中国医师协会关于我国高血压诊断标准及降压目标科学声明,2018 年)

1)收缩压:12~18/kPa,90~140mmHg。

2)舒张压:8~12/kPa,60~90mmHg。

3)脉压:4~5.3/kPa,30~40mmHg。

(4)操作方法

1)在安静环境下,患者在有靠背的椅子上休息至少 5 分钟,以消除紧张或劳累。

2)坐位测血压时,患者上肢完全裸露无衣物遮挡压迫,伸直并轻轻外展,肱动脉平第四肋软骨,使肱动脉、心脏、血压计的"0"点三者处于同一水平。

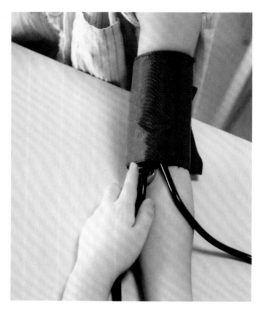

图 6-1　测量血压

3）仰卧位测血压时,患者平躺在床上,被检侧手臂自然伸直,手掌向上,此时肱动脉与腋中线相平。

4）放平血压计,驱尽袖带内空气,气袖的中央位于肱动脉表面,其下缘在肘窝以上 2~3cm,将气袖紧贴皮肤缠于其上,袖带的松紧以能放入一指为宜。开启汞柱开关。

5）在肘窝内侧处摸到肱动脉搏动后,将听诊器头置于搏动明显处。

6）另一手关闭气门上的螺旋帽,握住输气球向袖带内打气。

7）有节奏充气的同时听诊,当肱动脉搏动声消失后,再升高 20~30mmHg,然后慢慢放开气门,以每秒 2~5mmHg 的速度使汞柱缓慢下降,并注意汞柱所指刻度。

8）双眼随汞柱下降,当袖带内压力逐渐下降至心收缩力相等时,从听诊器中听到第一声搏动,此时汞柱所指刻度即为收缩压。

9）搏动声继续存在并增大,当袖带内压力等于心舒张压力时,搏动声突然变弱或消失,此时所指刻度为舒张压。

10）测量完毕,排尽袖带内余气并拧紧气门上螺旋帽,解开袖带,放入盒内,关闭汞槽开关。记录测量的数值。

2. 吸氧术

（1）物品准备:供氧装置(中央供氧装置或氧气瓶);鼻导管(鼻塞、面罩);湿化瓶。

（2）操作方法

1）洗净双手,戴无菌手套。

2）开启给氧装置

① 开氧气总开关:将总开关逆时针方向旋转 1/4 周,可放出足够的氧气。

② 开流量表:流量表内装有浮标,从浮标上端平面所指刻度,可以测知每分钟氧气的流出量。

③ 连接湿化装置:瓶内装入 1/3 或 1/2 的清水,用以湿润氧气,并有长短管各一根,短管和鼻导管相连,长管和流量表相连。

④ 检查氧气是否通畅:当氧气通过,湿化瓶内有气泡产生。

3）给氧方法

① 单侧鼻导管法:首先告知患者操作中可能引起不适,取得患者合作。用湿棉签清洗鼻孔,连接鼻导管,调节氧流量,检查氧气流量是否通畅。然后测量进入深度(鼻尖至耳垂的 2/3 长度),将鼻导管蘸水,从鼻孔轻轻插至鼻咽部。如无呛咳现象,用胶布将鼻导管固定于鼻翼两侧及面颊部,注意勿产生弯折阻塞通气。

② 双侧鼻导管法:擦净患者鼻腔,将特制的双侧鼻导管连接好橡皮管,调节氧流量。将双侧鼻导管插入鼻孔内,深约 1cm,用松紧带固定。

③ 面罩法:将面罩置于患者口鼻部,用松紧带固定,再将氧气接于氧气进孔上,调节流量(图 6-2)。

3. 胸外心脏按压(图 6-3)

（1）急救时,患者若平躺于地面,术者采用跪式。若在床上进行,应在患者

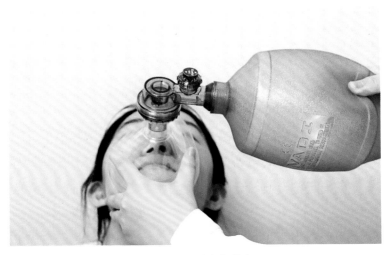

图 6-2　面罩法吸氧

背部垫以硬板,术者采用站式或脚踏凳。

（2）寻找按压部位时,术者左手的示指和中指沿患者肋弓下缘上移至胸骨下切迹,将右手的中指紧靠在胸骨下切迹处,示指紧靠中指,左手手掌紧靠右手的示指放在患者胸骨上,该处为胸骨中下 1/3 交界处,即正确的按压部位。

（3）操作时,术者左手放在按压部位,将右手平行重叠在左手手背上,手指并拢,只以掌根部位接触患者胸骨,手指不能接触胸壁。

（4）操作者两臂位于患者胸骨正上方,双肘关节伸直,利用上身重量垂直下压,对于成人下压深度至少 5cm,而后迅即放松,解除压力,让胸廓自行复位。

（5）如此有节奏反复进行,按压与放松时间大致为 1∶2,频率每分钟 80~100 次。

（6）心脏按压必须同时配合人工呼吸。一人单独操作时,可先行口对口人工呼吸 2 次,再做胸外心脏按压 30 次。两人操作时,也按 2∶30 进行。

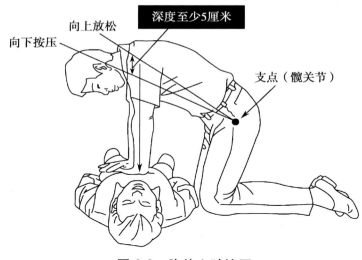

图 6-3　胸外心脏按压

4. 人工呼吸

（1）患者仰卧,术者位于患者一侧,观察胸廓无呼吸起伏动作,检查口鼻亦无气息吐出,触诊颈动脉搏动消失,判断其呼吸心跳停止,迅速松开其领口、袖口和裤带并抽去枕头,用纱布或手帕清除患者口鼻分泌物及异物,保持呼吸道通畅。

（2）一手托起患者颈部,使其头部后仰,另一手压迫患者前额保持其头部后仰位置,使患者下颌和耳垂连线与床面垂直。

（3）一手将患者的下颌向上提起，另一手以拇指和示指捏紧患者的鼻孔。术者深吸气后，将口唇紧贴患者口唇，把患者口唇完全包住，深而快地向患者口内吹气，时间应持续1秒以上，直至患者胸廓向上抬起。此时，立刻脱离接触，转头再吸空气，以便再行下次人工呼吸。与此同时，使患者的口张开，并松开捏鼻的手，观察胸部恢复状况，然后再进行第二次人工呼吸。开始时先迅速连续吹入3~4次，然后吹气频率维持在每分钟12~20次，吹气量每次500~600mL。

（叶　斌　刘　尧）

实验七 无菌操作

【目的和要求】

掌握无菌术的概念,通过学习无菌操作树立正确的无菌观念,掌握洗手、戴手套、手术区的消毒方法以及无菌单铺置法。

【实验内容】

1. 学习七步洗手法、外科术前洗手消毒方法。
2. 学习手术衣的穿着。
3. 学习戴无菌手套。
4. 学习手术区消毒的方法。
5. 学习无菌单的铺置法。

【方法和步骤】

1. 手卫生

(1)洗手指征:①直接接触患者前后;②无菌操作前后;③处理清洁或者无菌物品前;④接触不同患者,或者从患者身体的污染部位移动到清洁部位时;⑤穿、脱隔离衣前后,摘手套后;⑥处理污染物品以后;⑦接触患者的血液、体液、排泄物、分泌物、黏膜皮肤或伤口敷料后。

(2)七步洗手法(口诀:内外夹弓大立腕,图7-1)

1)掌心相对,手指并拢相互搓擦。

2)掌心对手背沿指缝相互搓擦,交换进行。

3)掌心相对,双手交叉沿指缝相互搓擦。

4)弯曲手指,使指关节在另一手掌心旋转揉搓,交换进行。

5)右手握住左手大拇指,旋转揉搓,交换进行。

6)将五个手指尖并拢,放在另一手掌心旋转揉搓,交换进行。

七步洗手法

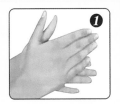

掌心搓掌心

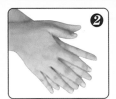

手指交错掌心搓掌心

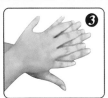

手指交错掌心
搓手背两手互换

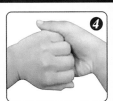

两手互握互擦指背

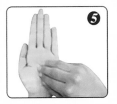

指尖摩擦掌心两手互换

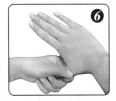

拇指在掌中转动两手互换

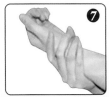

一手旋转揉搓另一手的腕部、
前臂,直至肘部;交替进行

请注意
①每步至少来回洗五次
②尽可能使用专业的洗手液
③洗手时应稍加用力
④使用流动的清水
⑤使用一次性纸巾或已消毒
的毛巾擦手

图 7-1　七步洗手法

7）清洗手腕(必要时)。

（3）外科术前洗手消毒方法

1）洗手方法与要求：①洗手之前应先摘除手部饰物,并修剪指甲,长度不应超过指尖;②取适量的清洁剂,清洗双手、前臂和上臂下 1/3,并认真揉搓。清洁双手时,应注意清洁指甲下的污垢和手部皮肤的皱褶处;③流动水冲洗双手、前臂和上臂下 1/3;④使用干手物品擦干双手、前臂和上臂下 1/3。

2）外科手消毒方法

① 冲洗手消毒方法：取适量的手消毒剂涂抹至双手的每个部位、前臂和上臂下 1/3,并认真揉搓 2~6 分钟,用流动水冲净双手、前臂和上臂下 1/3,无菌巾彻底擦干。特殊情况水质达不到要求时,手术医师在戴手套前,应用醇类手消毒剂消毒双手后再戴手套。手消毒剂的取液量、揉搓时间及使用方法应遵循产品的使用说明。

② 免冲洗手消毒方法：取适量的免冲洗手消毒剂涂抹至双手的每个部位、前臂和上臂下 1/3,并认真揉搓直至消毒剂干燥。手消毒剂的取液量、揉搓时间及使用方法应遵循产品的使用说明。

2. 手术衣的穿着

（1）穿着方法（图 7-2）

手术人员洗手消毒晾干之后，从已打开无菌手术衣包内取出无菌手术衣。

双手抓住衣领两角，里面朝向自己，找宽敞处将其充分抖开，看准袖筒入口，向上轻抛，双手迅速伸进衣袖，两臂向前平举伸直，由巡回护士协助在后面拉紧衣带，双手伸出袖口戴无菌手套。巡回护士进一步系好领部、背部系带，双手交叉提起腰带交给洗手护士，洗手护士在背后接过腰带并协助系好。

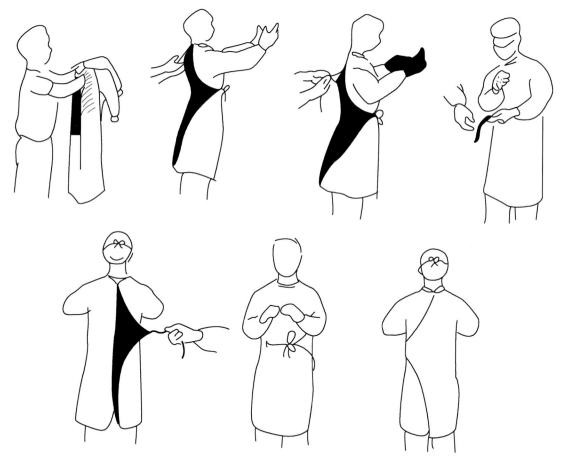

图 7-2　手术衣穿着步骤

（2）注意事项

1）注意穿好手术衣后，双手半伸置于胸前，避免触碰周围的人或物。不可将手置于腋下、上举过肩或下垂低于腰部。

2）穿手术衣必须在手术间进行，四周有足够的空间，穿衣者面向无菌区。

3）穿衣时不要让手术衣触及地面或周围的人或物,若不慎触碰应立即更换;巡回护士在协助时不能触及手术衣外面。

4）穿手术衣时,穿衣者必须戴好手套方可取递腰带。

（3）脱下方法

手术完毕还有接台手术时,巡回护士协助解开身后衣带,绕向前方抓住手术衣衣领,向前脱下衣服,手术人员顺势将手套套在腕部,右手指抠住左手手套翻折部将其脱下,左手指抠住右手手套内面将其脱下,直接将手术衣放置于回收处。

3. 戴无菌手套法（图 7-3）

（1）评估操作环境是否符合要求。

（2）选择尺码合适的无菌手套,检查有无破损、潮湿及其有效期。

（3）取下手表,洗手。

（4）打开手套包,取出手套,左手捏住手套的反折部位,右手对准手套五指插入。然后,用已戴手套的右手插入另一只手套的反折面内部,左手对准五指戴入。将手套翻边扣套在工作服衣袖外面。

4. 手术区消毒

（1）消毒方法

① 消毒前先用干棉球擦干术区。一般应从术区中心向周围环绕扩展涂擦,不可遗留空白。在处理感染创口时,则应从清洁的周围向感染伤口涂擦。口腔内的手术或手术将会穿通口腔时,先消毒口内再消毒面颈部。

② 口内消毒应消毒整个口腔;面颈部消毒按手术区及范围而定,一般应大于手术区 10cm 以上。不同部位手术,消毒范围不同。

③ 已经接触污染部位的药物敷料,不可再返擦清洁处。口内、咽部及鼻孔处消毒时,敷料蘸药不可过多,以防药液经鼻咽腔流入呼吸道。

④ 如用刺激性消毒剂消毒眼周皮肤时,应嘱患者轻闭双眼,再用小敷料盖住睑裂,以防药液流入眼部。

⑤ 口腔内和面颈部都应同样消毒 3 次。

（2）常用消毒药物

① 75% 酒精:75% 酒精是最常用的一种消毒剂,但其消毒力较弱,故临床常与碘酊联合使用,起脱碘作用。

② 碘酊:碘酊是一种杀菌力强、刺激性大的消毒制剂。口腔黏膜用 1% 碘酊消毒,待其干燥后用 70% 酒精脱碘。碘过敏者忌用。

③ 氯己定溶液:氯己定溶液是一种广谱抑菌、杀菌的消毒制剂,毒性及刺激

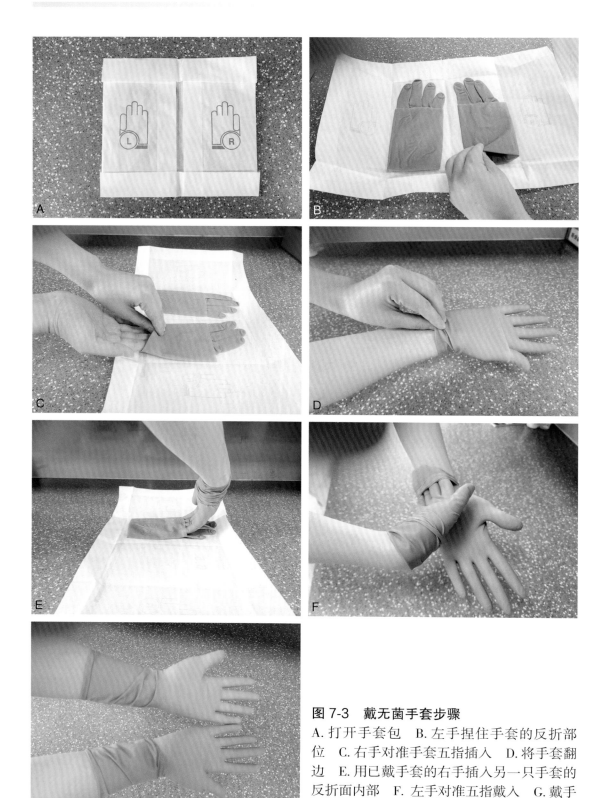

图 7-3 戴无菌手套步骤

A. 打开手套包　B. 左手捏住手套的反折部位　C. 右手对准手套五指插入　D. 将手套翻边　E. 用已戴手套的右手插入另一只手套的反折面内部　F. 左手对准五指戴入　G. 戴手套完毕

性甚微,故已被临床广泛应用。常用浓度:皮肤为 0.5% 溶液;口腔冲洗、含漱和黏膜创口消毒为 0.1% 溶液。

④ 碘伏:碘伏是含有效碘 0.5% 的碘伏水溶液,用于皮肤和手的消毒,同样也用于口腔黏膜的手术前消毒,其作用优于碘酊。具有消毒彻底、刺激性小、着色浅的优点。

5. 无菌单的铺置法　当皮肤消毒结束后,开始铺盖无菌单,口腔颌面部手术应用无菌单包头。具体步骤如下。

(1)请患者或护士协助抬头,将 2 张无菌单重叠铺于患者头下,将下面一条无菌单放下,以手中之无菌单将头包好。包头时应注意手勿接触头发,以免污染。一般手术要将眼一起包入,用帕镊夹稳。

(2)用 3 张或 4 张无菌单铺盖手术区,使成三角形或四方形以暴露手术区,用帕镊固定。

(3)用消毒的中单和大单遮盖全身,术区周围最少 3~4 层,外周至少 2 层。大单的孔裂要对准手术区。

【注意事项】

1. 注意无菌操作,在检查以及操作前应先调好椅位,洗手后再进行口腔检查。若治疗过程中需调整椅位,可使用脚控开关调整或要求助手协助完成。

2. 洗手前需要先剪除指甲、摘除手表、戒指、手镯等饰物。

3. 洗手时注意刷手的顺序和方法,需要使用流动水冲洗并且注意冲洗时手的位置,不要漏洗某些部位。

4. 戴无菌手套时,需要选择尺码合适的无菌手套,并且检查有无破损、污染及其有效期。按照无菌原则和方法戴无菌手套。

5. 戴无菌手套后切勿乱摸乱抓,不要让未戴手套的手触及手套的外面,或者戴手套的手触及未戴手套的手或另一手套的里面。

6. 消毒时切勿将接触污染部位的药物敷料再次接触清洁处。

(郑　玮)

实验八　口腔颌面部局部麻醉

【目的和要求】

熟悉口腔各种局部麻醉的原理与方法,掌握局部浸润麻醉、上牙槽后神经阻滞麻醉、下牙槽神经阻滞麻醉、腭前神经阻滞麻醉、鼻腭神经阻滞麻醉以及眶下神经阻滞麻醉的方法。

【实验内容】

1. 复习口腔局部麻醉应用解剖,局部麻醉的适应证、禁忌证、实施方法和麻醉效果判断。

2. 复习临床常用局麻药物的作用原理及用法用量。

3. 结合头颅标本讲授各种局部麻醉的实施方法。

4. 教师示教各种局部麻醉的方法和步骤。

5. 下牙槽神经阻滞麻醉实操示教与训练。

【方法和步骤】

1. 教师结合头颅标本、模型、示意图和录像讲授口腔颌面外科常用局部麻醉的应用解剖,复习局部麻醉的适应证、禁忌证、麻醉方法和麻醉效果。

2. 教师介绍临床常用局部麻醉药物

（1）常用局麻药

1）普鲁卡因:又名奴佛卡因。麻醉效果确切,毒性和副作用小,曾是临床应用较广的一种局麻药物。又因其血管扩张作用较明显,故应用时常加入 0.1% 肾上腺素,以减缓组织对普鲁卡因的吸收速度,延长麻醉作用的时间。普鲁卡因和其他酯类局麻药偶能产生过敏反应。

2）利多卡因:又名赛洛卡因。局麻效果较普鲁卡因强,其维持时间也较长,因其有较强的组织穿透性和扩散性,故既可作为阻滞麻醉药物,亦可用作表面麻醉剂。临床上主要以含 1 : 100 000 肾上腺素的 1%~2% 利多卡因行阻滞麻醉，是目前口腔临床应用最多的局麻药，对心律失常患者常作为首选的局麻药物。

3）布比卡因：又名丁吡卡因或麻卡因，其麻醉持续时间为利多卡因的 2 倍，一般可达 6 小时以上；麻醉强度为利多卡因的 3~4 倍。常以 0.5% 的布比卡因溶液与 1 : 200 000 肾上腺素共用，特别适合费时较长的手术，术后镇痛时间也较长。

4）阿替卡因：商品名为碧兰麻。该药的组织穿透性和扩散性较强，给药后 2~3 分钟即可出现麻醉效果，浸润麻醉多选用此种局麻药物。适用于成人及 4 岁以上儿童。

5）丁卡因：又名潘托卡因，易溶于水，穿透力强。临床上主要用作表面麻醉。麻醉作用较普鲁卡因强 10~15 倍，毒性较普鲁卡因大 10~20 倍。由于毒性大，一般不作浸润麻醉。即使用作表面麻醉，亦应注意剂量。

6）甲哌卡因：是一种氨基类局部麻醉剂。用于浸润、神经阻滞和硬膜外麻醉，也用于表面麻醉，见效快，药效持续时间长，能有效阻碍神经传导。在麻醉剂中加入肾上腺素可减缓盐酸甲哌卡因在人体内的运行速度，以确保麻醉时间和效果，并在一定程度上减少了用量。

（2）局麻药的过敏试验

1）普鲁卡因皮内试验：取 0.1 毫升 1% 浓度的普鲁卡因稀释至 1mL，皮内注射 0.1mL，患者静坐 20 分钟。观察注射区反应，产生红晕直径超过 1cm 者为阳性。

2）利多卡因皮内试验：取 0.1 毫升 2% 浓度的利多卡因稀释至 1mL，皮内注射 0.1mL，患者静坐 20 分钟。阳性标准同普鲁卡因。

（3）局麻药中血管收缩剂

将血管收缩剂加入局麻药溶液中，可以延缓局麻药的吸收，从而降低麻药的毒性反应，延长局麻时间，血管收缩同时可以减少注射部位的出血，使术野清晰。局麻药中是否加入肾上腺素等血管收缩剂，应考虑手术时间、术中止血及患者的机体状况等几个因素。

3. 口腔临床常用的局麻方法

（1）冷冻麻醉：冷冻麻醉是应用低温药物快速挥发的作用，带走局部组织热量，使皮肤温度骤然降低，此时以痛觉为首的局部感觉消失，从而达到暂时性麻醉的效果。临床上常使用氯乙烷作冷冻麻醉药。冷冻麻醉操作方法简便，但持续时间短，仅能麻醉表浅区域，因此多应用于紧急止痛或操作简单的小手术，如：外伤或关节脱位应急止痛、脓肿切开引流、松动乳牙拔除等。

（2）表面麻醉:表面麻醉亦称涂布麻醉,是将麻醉剂涂布或喷射于手术区表面,利用药物的穿透性和扩散性到达末梢神经使其麻痹,以达到痛觉消失的效果。本法适用于表浅的黏膜下脓肿切开引流,松动牙拔除以及行气管内插管前的黏膜表面麻醉。常用的药物为 2% 的盐酸丁卡因,其麻醉效果较强,毒性大。此外,亦可采用 4% 的盐酸可卡因或盐酸达克罗宁行表面麻醉,但作用均不及丁卡因。

（3）浸润麻醉:浸润麻醉是将局麻药液注入组织内,麻药作用于神经末梢,使组织失去传导痛觉的能力而产生麻醉效果。临床常用的局麻药液是 0.5%~1% 的普鲁卡因或 0.25%~0.5% 的利多卡因。口腔颌面部软组织范围较大的手术,常用普鲁卡因作神经末梢浸润麻醉。在牙及牙槽外科手术中,一般多在上颌牙槽突或下颌前牙区的牙槽突应用浸润麻醉。

（4）阻滞麻醉:阻滞麻醉是将局麻药液注射到神经干或其主要分支附近,以阻断神经末梢传入的刺激,使被阻滞的神经分布区域产生麻醉效果。

4. 各个牙位的参考麻醉方法

牙位	常用麻醉方法
321｜123	唇侧浸润麻醉和鼻腭神经阻滞麻醉
54｜45	颊侧浸润麻醉和腭前神经阻滞麻醉
6｜6	颊侧近中浸润麻醉、上牙槽后神经和腭前神经阻滞麻醉
87｜78	上牙槽后神经和腭前神经阻滞麻醉
4321｜1234	下牙槽神经和舌神经阻滞麻醉
8765｜5678	下牙槽神经、颊神经和舌神经阻滞麻醉

5. 示教麻醉前的准备工作,上牙槽后神经阻滞麻醉、下牙槽神经阻滞麻醉、腭前神经阻滞麻醉、鼻腭神经阻滞麻醉、眶下神经阻滞麻醉的方法和步骤,强调无菌观念、局部麻醉的注意事项和并发症的处理。

（1）上牙槽后神经阻滞麻醉(图 8-1)

1）适应证:上颌磨牙的拔除以及相应的颊侧牙龈、黏膜和上颌结节部的手术。

2）口内注射操作方法

① 患者采取坐位,头微后仰,半张口,上颌牙𬌗平面与地面成 45°。术者用

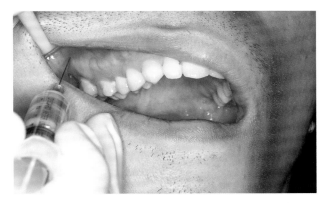

图 8-1　上牙槽后神经阻滞麻醉注射进针点

口镜或手将唇颊部向后上方牵开,充分显露上颌磨牙区。

②一般以上颌第二磨牙远中颊侧根部前庭沟作进针点;在上颌第二磨牙尚未萌出的儿童,则以第一磨牙远中颊侧根部的前庭沟作进针点;在上颌磨牙缺失的患者,则以颧牙槽嵴部的前庭沟作进针点。

③注射针与上颌牙长轴成 40°,向后内方刺入,进针时针尖沿着上颌结节弧形表面滑动,深约 2cm,回抽无血后即可注入麻药 1.5~2mL。

注意:针尖刺入不宜过深,以免刺破上颌结节后方的翼静脉丛引起血肿。

3)麻醉区域及效果(图 8-2):除第一磨牙颊侧近中根外的同侧磨牙、牙槽突及其颊侧的牙周膜、骨膜、龈黏膜可被麻醉;一般 5~10 分钟后显示麻醉效果,此时用探针刺牙龈组织应无痛觉。

(2)下牙槽神经阻滞麻醉

1)适应证:同侧下颌牙的拔除以及相应的颊侧牙龈、黏膜和下颌骨部的手术。

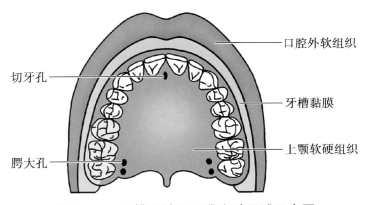

图 8-2　上牙槽后神经阻滞麻醉区域示意图

2）口内注射操作方法

① 注射标志：患者大张口时，可见磨牙后方，腭舌弓之前，有纵行的黏膜皱襞，为翼下颌皱襞，其深面为翼下颌韧带。另在颊部，翼下颌韧带前方，有一三角形颊脂垫，其尖端正对翼下颌韧带中点，这两个解剖结构是注射点的重要标志。若遇颊脂垫尖不明显或磨牙缺失的患者，可选择其大张口时，上下颌牙槽突相距的中点线与翼下颌皱襞外侧 3~4mm 的交点，作为注射标志（图 8-3）。

② 注射方法：患者取坐位大张口，下颌牙平面与地面平行。将注射器放在对侧第一、第二前磨牙之间，与中线成 45°，可用注射器稍稍牵开口角，以达到准确位置。注射针应高于下颌𬌗平面 1cm 并与之平行（图 8-4）。按注射标志进针，推进 2.5cm 左右，感觉针尖触及骨面，提示到达下颌支内侧的下颌神经沟。回抽无血注入麻药 1~1.5m。

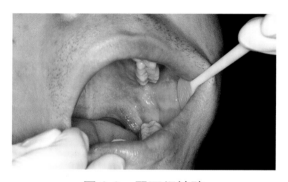

图 8-3　翼下颌皱襞

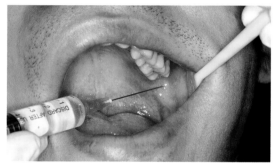

图 8-4　下牙槽神经阻滞麻醉注射进针点

3）麻醉区域及效果：可麻醉同侧下颌骨、下颌牙、牙周膜、前磨牙至中切牙唇（颊）牙龈、黏骨膜及下唇部。约 5 分钟后，患者即感同侧下唇口角麻木、肿胀、探刺无痛；如超过 10 分钟仍不出现麻醉征，可能是注射部位不准确，应重新注射（图 8-5）。

（3）腭前神经阻滞麻醉

1）适应证：同侧上颌前磨牙、磨牙拔除术的腭侧麻醉，腭隆突切除以及腭裂整复术等，但同时需要配以其他麻醉。

2）操作方法

① 注射标志：腭大孔位于第三磨牙腭侧龈缘至腭中线弓形凹面连线的中点，可在黏膜上观察到一凹陷。如果第三磨牙尚未萌出，腭大孔则在第二磨牙的腭侧。如果磨牙缺失，腭大孔位于软腭硬腭交界前 0.5cm 处。腭大孔的平面位置，在腭侧龈缘到腭中线连线的中外 1/3 的交界处（图 8-6）。

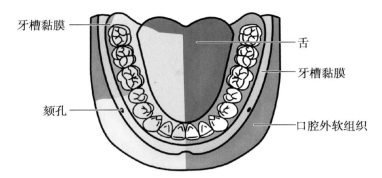

图 8-5 下牙槽神经阻滞麻醉区域示意图

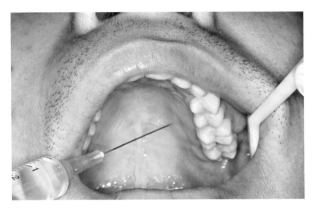

图 8-6 腭前神经阻滞麻醉注射进针点

②注射方法:患者头部后仰,大张口并使上颌平面与地面成 60°,注射针在腭大孔的表面标志稍前的位置刺入黏膜,往上后方推进腭大孔,注入麻药 0.3~0.5mL。

3)麻醉区域及效果:可麻醉同侧磨牙、前磨牙腭侧的黏骨膜、牙龈、牙槽骨等。腭前神经与鼻腭神经在尖牙的腭侧相互吻合,如果手术涉及尖牙腭侧组织时,需要同时作鼻腭神经麻醉,或者尖牙腭侧黏骨膜局部浸润麻醉(图 8-7)。

(4)鼻腭神经阻滞麻醉

1)操作方法

①注射标志:腭前孔的解剖位置位于左右尖牙连线与腭中线的交点上,在该处有梭形的腭乳头提示腭前孔位于其下。如果患者前牙缺失,以唇系带为起点,往后 0.5cm 越过牙槽嵴处,即为腭乳头(图 8-8)。

②注射方法:患者头部向后仰,大张口,使注射针自腭乳头一侧缘刺入黏膜,然后将针摆向中线,与中切牙的长轴平行,向后上方推进约 0.5cm,进入腭前孔。该处组织致密,注射时需要用较大压力,一般注入量为 0.25~0.5mL。

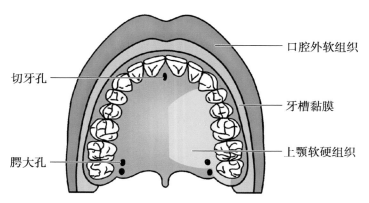

图 8-7　腭前神经阻滞麻醉区域示意图

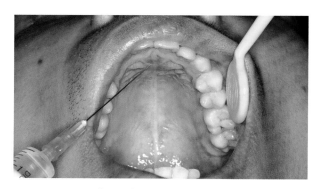

图 8-8　鼻腭神经阻滞麻醉注射进针点

2）麻醉区域及效果：可麻醉两侧尖牙腭侧连线前方的黏骨膜、牙龈、牙槽骨等。尖牙腭侧远中的组织有腭前神经与鼻腭神经交叉分布，所以，该处不能获得完全的麻醉效果，需要辅以腭前神经阻滞麻醉或者局部浸润麻醉（图 8-9）。

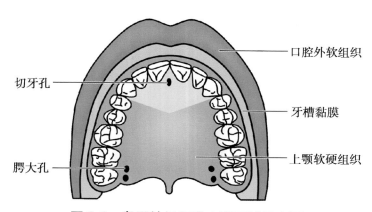

图 8-9　鼻腭神经阻滞麻醉区域示意图

（5）眶下神经阻滞麻醉

1）适应证：同侧上颌切牙至前磨牙的拔除，牙槽突修整术、唇裂修复术和上颌囊肿剜除术等手术。

2）口内注射操作方法：牵引上唇向前向上，将注射针与上颌中线成45°，于侧切牙根尖相应部位的前庭沟顶刺入，向上后外进针，即可至眶下孔，但不易进入眶下管（图8-10）。

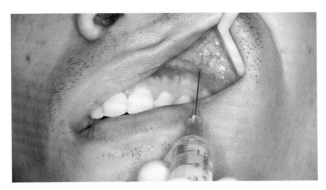

图 8-10　眶下神经阻滞麻醉注射进针点

3）麻醉区域及效果：可以麻醉同侧下眼睑、鼻、上唇、眶下区、上颌前牙、前磨牙，以及这些牙的唇颊侧牙槽突、骨膜、牙龈和黏膜等组织（图8-11）。

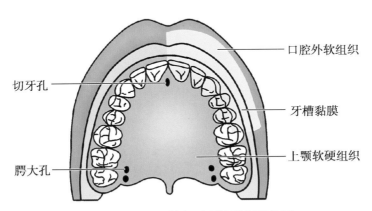

图 8-11　眶下神经麻醉区域示意图

6. 在老师的指导下，同学按照老师示教局麻的方法和步骤，互相行阻滞麻醉，注意无菌观念。麻醉完成后，老师检查麻醉效果，如有麻醉失败者，应分析麻醉失败的原因，如进针点、进针方向等是否有错误。

（王　了　刘　显）

实验九　组织活检

【目的和要求】

学习口腔颌面部组织的临床检查方法和辅助检查手段,掌握切取、切除活检的操作方法。

【实验内容】

1. 接诊和检查的临床意义。
2. 讲解各种辅助检查的特点和作用。
3. 学生在猪舌上模拟练习切取活检。

【实验用品】

11 号手术刀、4% 多聚甲醛、医用纱布、新鲜猪舌。

【方法和步骤】

1. 病史采集　常规诊断过程的开始通常是病史采集,包括现病史、既往史和家族遗传病史等。

2. 临床检查

（1）位置:病变的解剖位置与某些疾病的好发部位相比较,可以对疾病进行初步诊断和鉴别诊断。

（2）大小:结合患者的病程,可以推测病变的生长速度或是否有消长。

（3）特征:溃疡、水疱、肿块等特征都提示不同疾病的临床特征。

（4）颜色:白色斑块多由角蛋白组成,红色提示血红蛋白氧合充分,黑色多为色素沉着,蓝色或灰色通常是银或汞等重金属的外源性着色。

（5）形态。

（6）边界。

3. 影像学检查

（1）X线检查：在口腔颌面部疾病中，平片是最常用也是最适于探查颌骨异常的检查手段。颌骨的X线检查可作出的疾病评价包括：病变部位、病变形状、病变界限、病变内结构及对周围组织的影响。

（2）CT检查：CT全称是电子计算机断层扫描，通过X线束螺旋扫描身体部位，再由探测器接收透过人体的射线，经计算机处理形成被检部位的断面影像。与X线平片相比，CT更容易发现骨密质的改变，也更容易观察到骨内的微病变。近年来PET/CT技术也更多的应用于临床，它将PET依靠示踪剂选择性地反映组织器官代谢情况的功能和CT获取高分辨率图像的能力相结合，使核医学影像学真正达到"定位、定性、定量、定期"的目的，实现了功能图像和解剖图像的结合。

（3）MRI检查：磁共振成像的出现使患者摆脱了影像学检查时必须接受电离辐射的危险。磁共振成像技术可作横断、冠状、矢状或任意角度的切层，不产生骨性伪影，软组织成像分辨率远高于CT。但是MRI技术同样存在着扫描时间长，对于正常或病例钙化和骨密度的显示不如CT准确，对于肺部和胃肠道等运动器官的显示能力欠佳等一些不足。

（4）DSA检查：DSA全称是数字减影血管造影，主要用于观察肿瘤或瘤样病变与周围血管之间的毗邻关系，观察手术区血管分布为制订手术计划提供依据，同时也可作为肿瘤介入治疗前或治疗后的疗效评估的依据。

4. 切取组织检查术（以切取深部组织为例）

（1）消毒：按常规消毒与铺巾。在切取有溃疡面的肿块时，勿用碘酊及其他有色消毒液消毒，以免影响组织的染色。

（2）麻醉：可用局部浸润麻醉及阻滞麻醉，手术较复杂或小儿患者可用全麻。注射局部麻醉剂时，针不宜从肿瘤组织穿过，以免造成癌肿扩散。

（3）切口：尽量从接近肿块表面，能简化手术途径的部位选择切口，但也应考虑到以后的根治手术切口，不要互相干扰。

用刀片切开皮肤或黏膜，逐层切开分离肿块表面的组织，直至能明显暴露肿瘤组织。

（4）切取肿瘤组织：使用11号手术刀，应在肿瘤边缘与正常组织交界处切取。切取肿瘤组织的深度应在0.5cm左右，否则影响诊断，但组织块切取过深，也可能造成严重出血，应酌情切取适宜大小（0.5cm以上）的组织。刀片应锋利，使切下的组织表面光滑。组织块切开后，可用无齿镊夹住，动作轻柔，注意勿夹坏组织,更不可钝性分离、撕扯或挤压。

（5）缝合:创口经止血后逐层缝合,并将切取的组织固定于 10% 甲醛溶液中送检。

5. 模拟活检实验

（1）在猪舌舌背上任意两处作一大一小两个圆形标记模拟病变组织位置,大者直径 3cm,小者直径 1cm。

（2）观察模拟肿瘤的位置,在组织边缘和正常组织交界的位置设计切取组织的大小和形状,选择切取位置时,应选择病变最典型同时方便操作的部位。

（3）在设计好的操作位置作一梭形切口,长约 1.0cm,宽约 0.5cm,深度一般小于 0.5cm。

（4）立即将组织放入 4% 多聚甲醛溶液中固定,操作时避免钳夹组织使细胞变形。

（5）一般不缝合,也可进行缝合操作,但不宜严密并应放置引流条,避免局部压力升高而引起病变组织(感染或肿瘤)扩散。

6. 注意事项

（1）切取组织时应确实选择典型的病变组织,避免误取正常组织。应从肿瘤边缘与正常组织交界处切取组织,如溃疡的边缘,而勿切取溃疡的中心坏死组织。

（2）切取浅表的肿瘤组织,如因伴有感染、组织水肿、脆弱不易缝合时,可涂布止血粉并以敷料加压止血。下颌下、口底、颈深部出血时,不能单纯严密缝合皮肤加压,而应采用创腔内填塞碘仿纱条或明胶海绵止血,以免组织内出血引起压迫性呼吸道窒息。上颌窦内出血时,可填塞碘仿纱条,加压止血。

（3）血管性肿瘤或血管畸形、恶性黑色素瘤一般不做组织活检,以免造成大出血或肿瘤快速转移。

（夏　辉）

实验十　手术缝合基本操作

【目的和要求】

掌握手术的基本操作技术:切开、缝合、打结及拆线方法。

【实验内容】

辨认常用手术器械,练习切开、缝合、打结及拆线。

【实验用品】

11 号尖刀、刀柄、血管钳、组织剪、持针钳、线剪、三角针、圆针、缝线、海绵。

【方法和步骤】

在猪蹄上练习切开、缝合、打结及拆线。

1. 切开

（1）切口设计:切口的选择决定瘢痕的最终形态,为了获得纤细的线性瘢痕,要清楚皮肤张力线。可选择沿着发际线、皮肤黏膜交界处、睑缘、耳前轮廓等隐蔽部位。在做切口时,不能影响局部功能(图 10-1)。

（2）在良好的照明下,手术视野充分显露。切口设计根据情况而定,不可过长或过短。

（3）切开时,皮肤用手绷紧或固定,起刀时刀尖需与组织面垂直刺入,到达理想深度后转为 45°角切开,切开完毕后垂直抽出刀柄。切开动作需要做到连贯、准确、整齐、深度一致,切忌反复拉锯式切割(图 10-2)。

2. 缝合

（1）缝合材料

1）可吸收缝线

①肠线:肠线是最早使用的可吸收材料,在吸收过程中,组织反应较重,目前

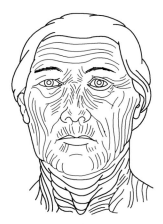

图 10-1　面部皮肤张力线

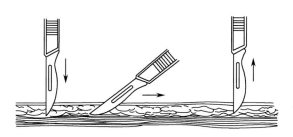

图 10-2　切开方式

较少使用。有普通与铬制两种。

②聚乙醇酸可吸收缝合线:与肠线相比,聚乙醇酸可吸收缝合线打结更稳定,吸收过程中的炎症反应轻。还有一些由合成材料包裹(如聚丙烯酸酯),缝线更平滑,更好操作。

③聚乳酸羟基乙酸可吸收缝线:光滑易操作,结构与聚乙醇酸缝线类似,炎症反应轻。

④聚环丙烷碳酸酯可吸收缝线:单纤维易操作,有极好的结构稳定性,同时较柔软、更光滑,有中度的炎症反应。

⑤聚二氧六环酮可吸收缝线:吸收非常缓慢,完全吸收需要大约 6 个月时间,有一定炎症反应,用于需要延长缝合持久性的部位。

2)不可吸收缝线

①丝线:束状结构,易操作,抗张性好,易打结,但弹性较差,会引起局部异物炎症反应。

②尼龙线:是一种惰性的聚酰胺纤维聚合物,有单丝和多丝两种。单丝产品广泛用于皮肤外科,易操作,组织反应轻,具有一定弹性,线结易变松。

③聚酯缝合线:精密编织的多丝缝线,有良好的结稳定性,低反应性,与单丝缝线相同或更好的操作性。

④聚丙烯缝合线:具有单丝结构,表面非常光滑,对周围组织摩擦小,但也打结困难。

⑤聚丁烯酯缝合线:这种缝线抗张强度高,容易操作,光滑,弹性好,炎症反应轻,在使创面愈合的同时不会造成组织切割。

（2）基本要求

1）缝合顺序应由深至浅分层对位缝合；两侧组织等量、对称；先游离侧，后固定侧，相反则易撕裂组织。

2）缝合应在无张力或较小张力下进行，防止软组织弹力使创口裂开或愈合后瘢痕过粗。

3）皮肤缝合进针点与创缘的距离和缝合间隔密度因缝合组织性质不同也有所不同，但都应保持创缘严密接触而无裂隙。

4）选择合适的缝线，缝合后打结松紧度适合。

（3）缝合基本方法

1）简单间断缝合法：术者用持针器的前 1/3 夹持三角针的后 1/3，针尖朝向左向上穿线。右手持持针器，左手持小镊（或者小弯钳）提起皮肤，持针器在距离创口边缘 0.5cm 左右的位置将缝针垂直刺入皮肤，穿过组织深面，在距离切口 0.5cm 左右的地方垂直穿出皮肤，将缝针按其弧度拔出，打结。留出 1cm 左右的线头，剪除多余的线。相邻两针的针距为 1.0~1.2cm，大约形成一个正方形（图 10-3）。

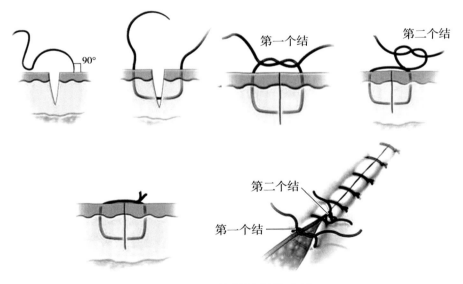

图 10-3　简单间断缝合法

2）简单连续缝合法：与简单间断缝合非常相似，其主要区别在于不需要在每一针缝合后打结，只需要在第一针打结，然后连续缝合直到创面的末端，在最后一针打最后一个结。该方法可以快速完成缝合，但一旦断线即发生缝线松脱，且不易准确对位。

3）褥式缝合：褥式缝合分为垂直和水平两种，这种缝合方式可以使创缘的组织最大限度接触，从而得到更好的愈合效果。两种缝合方法除方向不同外，缝合方法基本相同，需注意垂直法第一针边距大于第二针的边距，而水平法两次进针边距相同（图 10-4，图 10-5）。

4）连续锁边缝合：与简单连续缝合相似，缝针需要穿过缝线环的内侧部分，这种缝合稳定性更好，边缘更流畅（图 10-6）。

5）皮内缝合：①间断皮内缝合：把弯针穿过皮下组织，使弧形向上穿过真皮，继续通过真皮中上部穿出，然后从对面的中段进入真皮，从皮下穿出（图 10-7）；②连续皮内缝合：从切口的一端进针，然后交替经过两侧切口边缘的皮内穿过，一直缝到切口的另一端穿出。

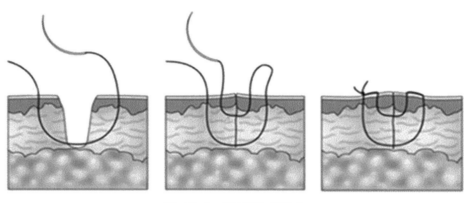

图 10-4　垂直褥式缝合

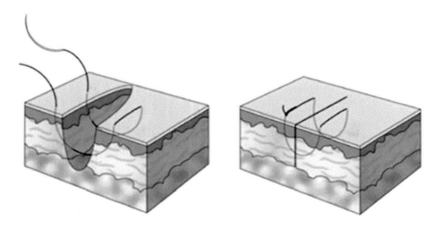

图 10-5　水平褥式缝合

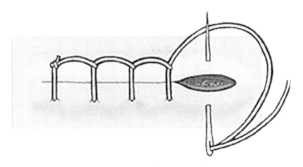

图 10-6　连续锁边缝合

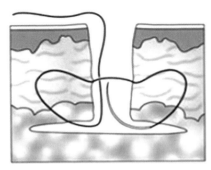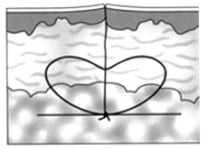

图 10-7　间断皮内缝合

3. 打结

（1）基本要求

1）相邻两个单结的方向不能相同,否则容易做成滑结或者假结。

2）打结收紧线时,两手用力点和结扎点成一直线,两手力量相等,每一个结放平后再拉紧,不可成角向上提拉,否则容易让结扎点撕裂或者线结松脱。

3）结扎时用力缓慢均匀,徐徐拉紧,若用力过猛或者突然用力,易将线扯断或者使线结滑脱。

4）打第二个结时不可提拉第一个结,否则容易松脱或形成滑结。

5）在结扎张力较大的组织时,让助手用血管钳夹住第一个结扣,收紧第二个结后再松开。

（2）基本方法

1）学习打外科结、方结、三重结。方结是外科手术中主要打结方式,其特点是第一个结与第二个结的方向相反,不易滑脱,牢固可靠;三重结在方结的基础上重复第一个结;外科结是在打第一个结时缠绕两次,第二个结仅缠绕一次（图 10-8）。

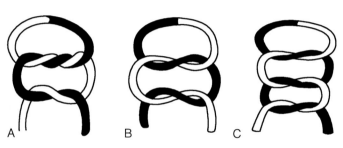

图 10-8 打结
A.外科结　B.方结　C.三重结

2）打结的方法有单手打结、双手打结、持针器打结 3 种。

4. 拆线

（1）拆线前,应用碘酊或酒精消毒。

（2）如拆线可以一次拆完,一般也宜间隔拆除,观察创口是否裂开,如果出现裂隙可以及时停止,延缓几天再行拆线。

（3）拆线时,一手以平镊将线头轻轻提起,剪断线结下方紧贴皮肤的位置,然后由被剪断侧拉出,这样既避免将多余的缝线带入组织深部引起感染,又避免了撕裂创口。

（4）拆线完毕,先检查创口确认无缝线遗漏,然后再次清洁并消毒伤口。若发觉创口有轻微开裂的迹象,提示张力较大,可以在两端贴一蝶形胶布牵拉以减小张力。

（李佳杰）

实验十一　颌面部绷带包扎技术

【目的和要求】

掌握常用绷带包扎的作用、基本原则、注意事项;熟悉交叉十字绷带、单眼交叉绷带包扎法的方法和步骤。

【实验内容】

1. 示教常用绷带包扎的方法和步骤。

2. 同学 2 人一组互相练习交叉十字绷带和单眼交叉绷带包扎法。

【方法和步骤】

1. 示教常用绷带包扎方法和步骤,同学 2 人一组互相练习交叉十字绷带和单眼交叉绷带包扎法。

（1）绷带包扎的基本原则

1）包扎要求严密、稳定、舒适、美观、清洁。

2）松紧适度,利于引流。

3）压力均匀,富有弹性。

4）消灭死腔,防止出血。

5）经常检查,若发现绷带松动、脱落或有脓液外溢或渗出时,应及时予以加固或更换。

（2）绷带包扎的注意事项

1）无菌创口在包扎时同样要求无菌操作,所覆盖的无菌纱布应有一定的厚度和一定的大小。感染创口需要防止再污染,应引流通畅。

2）包扎压力应适度:腮腺区创口包扎以能插入一示指为宜,富有弹性防止发生唾液腺瘘;切开引流的创口,首次包扎时可较正常弹力适当加力,有利止血,但注意以后的包扎不能过紧,以保持引流通畅;游离植皮术后包扎,覆盖创口的纱布力求平整,外衬纱布和棉垫,再用绷带适当加压包扎;整形手术后的创口包扎压力适当减轻,以保持良好的血运。

3）包扎骨折复位后的创口时,应注意勿向骨折处加力,防止再次引起错位。

4）包扎下颌区及颈部时,应注意保持呼吸道的通畅。

（3）绷带包扎方法

1）交叉十字绷带包扎法（图 11-1）：常用于耳前区、耳后区、下颌下区、颏下区、腮腺区及上颈部伤口的包扎,且加压可靠、牢固,不易滑脱。

操作方法：绷带先由额部至枕部环绕 2 周,继而向下反折绷带,可一手按住反折区,另一手将绷带经一侧的耳前区、颊部到对侧耳后部,向上经头顶部再到同侧耳前;然后再经颊部到对侧耳前,自头顶部向下到同侧耳后;再向前经颊部、下颌下到对侧耳后,如此反复缠绕。即：环绕头顶两圈→一侧耳前（如为右侧耳前）→对侧耳后（左侧耳后）→同侧耳前（右侧耳前）→对侧耳前（左侧耳前）→同侧耳后（右侧耳后）→对侧耳后（左侧耳后）→同侧耳前（右侧耳前）→对侧耳前（左侧耳前）→同侧耳后（右侧耳后）→对侧耳后（左侧耳后）→同侧耳前（右侧耳前）,最后再做数圈由额部至枕部环绕,固定纵向缠绕的绷带,止端打结或者以胶布固定。

2）单眼交叉绷带包扎法（图 11-2）：先置一块上下斜行的短绷带或纱巾条于健侧鼻根,留作最终收紧暴露检测使用。再将棉垫或纱布垫在患侧耳周,以免包扎时压迫耳郭。绷带起自额部,先环绕额枕 2 圈,然后斜向头后再绕至患侧耳

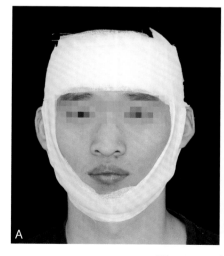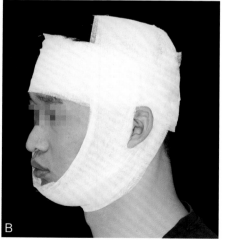

图 11-1　交叉十字绷带

A. 正面　B. 侧面

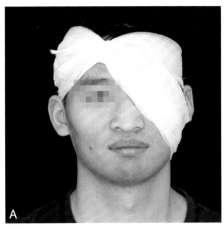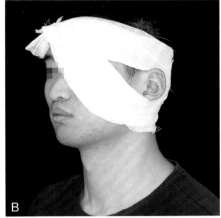

图 11-2　单眼交叉绷带包扎法
A. 正面　B. 侧面

下,斜行向上经同侧颊部、眶下至鼻背、健侧眶上,以上为一圈,缠绕数圈直至达到适宜厚度。每圈必须覆盖前一层绷带的 1/3~1/2。最后再绕额枕一周,止端以胶布固定,将留置于健侧的短绷带或纱布条打结收紧,以避免多余绷带遮挡健侧眼。

　　3）巴唐绷带包扎法(图 11-3):类似十字交叉绷带,包扎起自顶部,先向一侧耳前再绕颏部至对侧耳前,向上越过顶部后在同侧耳上反折,此时一手按住反折处,另一手使绷带绕额枕 1 圈后回到同侧,绕枕部到达对侧下颌区,包绕颏部后再返回同侧枕部,按“顶—枕—颏”的顺序多次重复。

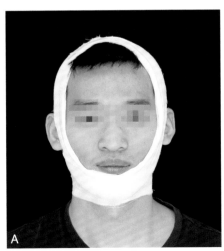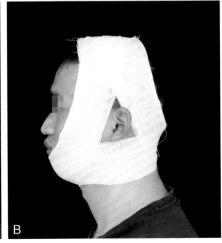

图 11-3　巴唐绷带包扎法
A. 正面　B. 侧面

4）四头带包扎法（图 11-4）：用于颏部、面颊部、鼻旁伤口的加压包扎。剪取约 70cm 左右长的一段绷带，将其两端剪开即形成四个带尾。中份垫以数层敷料后，将其置于术区皮肤表面，带尾拉紧后两两打结，分别置于枕下和头顶部，并将两结用剩余带尾连接，可防止带尾滑脱。该法加压力量有限，固定带尾易滑脱，固定效果较差。

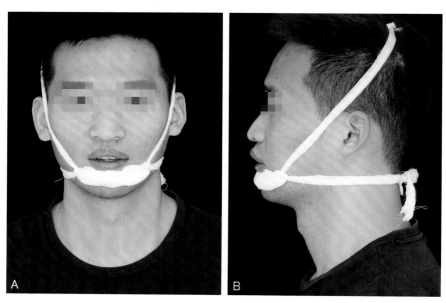

图 11-4　颏下创口的四头带包扎
A. 正面　　B. 侧面

【操作要点】

1. 注意术者和患者的正确体位。
2. 选择合适的绷带，注意绷带的缠绕方法和顺序。
3. 包扎的松紧度要合适，有一定空隙又不滑脱绷带。
4. 注意保护眼、耳根、鼻根等软组织，注意美观。

（谢蟪旭）

实验十二　拔牙器械及其使用

【目的和要求】

了解拔牙手术中常用器械的种类、特点和使用方法。

【实验内容】

1. 介绍牙钳、牙挺及辅助器械的种类、特点，示教各种器械的使用方法。
2. 学生熟悉各类牙钳、牙挺及辅助器械，在模型上熟悉各种器械的使用方法。

【实验用品】

拔牙模型、上颌牙钳、下颌牙钳、牛角钳、根钳、直挺、根挺、根尖挺、三角挺、各类辅助器械等。

【方法和步骤】

先由指导教师介绍常用拔牙器械，并在模型上示教器械的使用方法，然后学生独立认识每一种器械，分辨主要器械和辅助器械。

1. 牙钳

（1）牙钳的组成：牙钳由钳喙、关节和钳柄三部分组成。拔牙操作时应以右手握持钳柄，以钳喙夹紧牙颈部，钳喙长轴应与所拔除牙的长轴一致，以根为轴心，唇颊、舌腭方向反复来回摇动、扭转来扩大牙槽窝，撕裂牙周纤维，沿阻力最小的方向牵引脱位，不能使用暴力，同时要注意保护邻牙和软组织（图 12-1~图 12-3）。

（2）上颌牙钳与下颌牙钳

1）上颌牙钳：钳喙与钳柄成一直线，或是接近 180°。上颌切牙牙钳喙与柄长轴在一条直线上，符合前牙拔除时垂直向加力的需求，同时便于扭转力的施加。上颌磨牙牙钳的喙与柄接近平行，当喙与柄形成钝角时，柄有相应的弯曲，使整个牙钳成为S形,这种弯曲目的在于使牙钳能避开口角、上颌牙以及下颌骨的阻挡(图12-4~图12-7)。

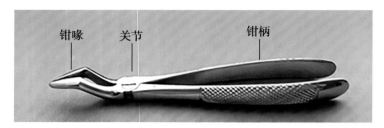

钳喙　关节　钳柄

图 12-1　牙钳的组成

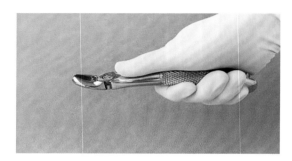

图 12-2　牙钳的握持

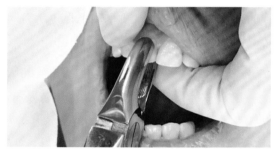

图 12-3　牙钳的使用

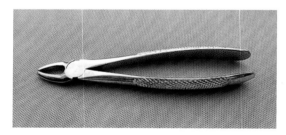

图 12-4　上颌前牙钳

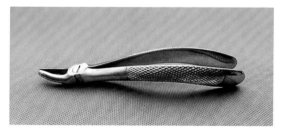

图 12-5　上颌前磨牙钳

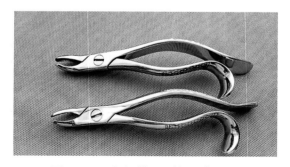

图 12-6　上颌第一、第二磨牙钳

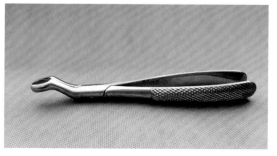

图 12-7　上颌第三磨牙钳

2）下颌牙钳：钳喙和钳柄成直角或是稍大于直角的钝角，这种弯曲也是为了避开口角和上颌牙的阻挡（图12-8，图12-9）。

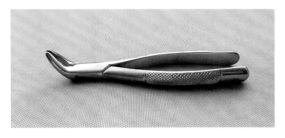

图 12-8　下颌前磨牙钳

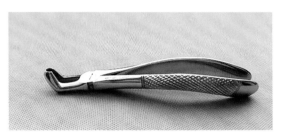

图 12-9　下颌磨牙钳

（3）左、右牙钳的区别（图12-10）

只有上颌第一、第二磨牙钳才分左右，其原因与牙冠颊侧有颊沟和2个牙根有关，拔牙时喙突应放在正对颊沟或者颊侧近远中牙根的分叉处。

（4）牙冠钳与牙根钳

1）牙冠钳的钳喙较宽大且短，牙根钳的钳喙窄小且细长（图12-11）。

2）牙根钳分上颌根钳和下颌根钳，因拔除上下颌牙根时用力方向不同，故上下根钳的钳喙角度不同，下颌根钳的钳喙与钳柄成直角，两喙合拢时喙尖几乎相接触，利于牙根的拔除（图12-12，图12-13）。

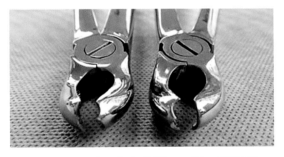

图 12-10　左、右上颌第一、第二磨牙钳

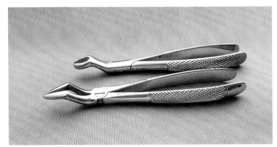

图 12-11　牙冠钳与牙根钳

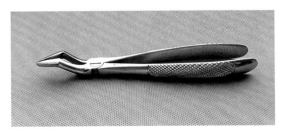

图 12-12　上颌根钳

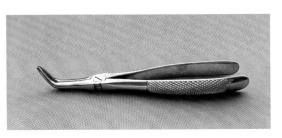

图 12-13　下颌根钳

（5）乳牙钳的形状与恒牙钳基本相同,只是牙钳体积变小,是根据儿童乳牙形态而设计的。

2. 牙挺

（1）组成、作用和分类:牙挺由挺刃、杆和柄三个部分构成。其作用是使牙齿或牙根松动便于取出,也能将牙钳不便夹持的阻生牙、残根、断根自牙槽窝中撬出。按照挺刃宽窄分为牙挺、根挺、根尖挺;按形状分直挺、弯挺、三角挺(图12-14~图12-19)。

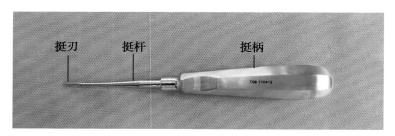

图 12-14　牙挺的组成

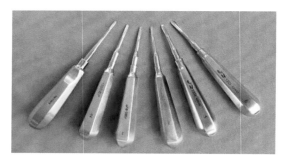

图 12-15　牙挺

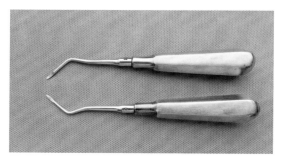

图 12-16　根尖挺

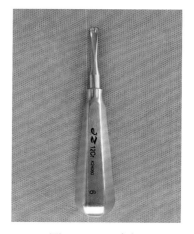

图 12-17　直挺

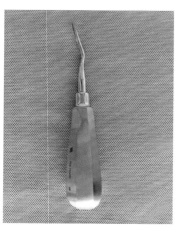

图 12-18　弯挺

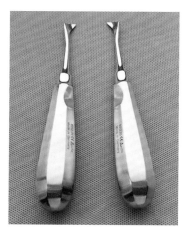

图 12-19　三角挺

（2）使用方法：右手掌心握住牙挺的柄，示指固定在牙挺的杆上，防止牙挺滑脱时损伤软组织。使用牙挺时，支点只能以牙槽突为支点，而不应当以牙齿为支点，要控制施力的大小和方向，左手示指支持在被挺的牙齿和邻近牙齿上，左手同时牵开口腔软组织，并起到保护口腔软组织的作用（图 12-20，图 12-21）。

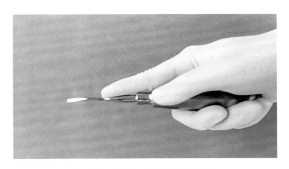

图 12-20　牙挺的握持

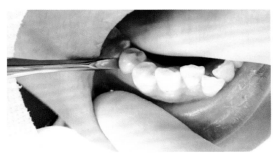

图 12-21　牙挺的使用

3. 辅助器械

（1）牙龈分离器：凹的一面向着牙齿，突的一面向着牙龈，用于分离牙龈，以免牙龈在拔牙时受到损伤（图 12-22）。

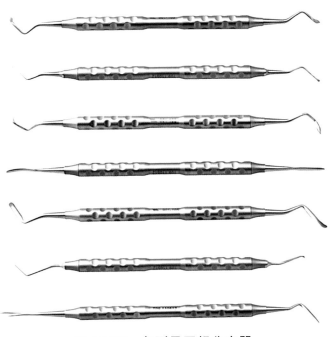

图 12-22　各型号牙龈分离器

（2）手术刀：手术刀由刀柄和刀片组成，有 11# 尖刀片、15# 刺枪式圆刀片和 12# 镰形刀片，拔牙术多选用尖刀片和镰形刀片，主要用于翻瓣时做切口，刀片较锋利，操作时注意勿划伤口角等非手术部位（图 12-23）。

（3）骨膜剥离器：拔除阻生牙或残根时需要翻瓣时，常使用两种骨膜剥离器，从骨膜下将黏骨膜一同翻起，多用小骨膜剥离器剥离骨膜，大骨膜剥离器还可用作牵引龈片、阻挡组织、牵拉口角暴露手术视野等（图 12-24）。

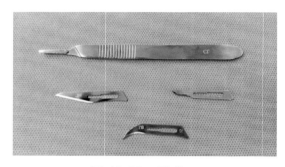

图 12-23　手术刀

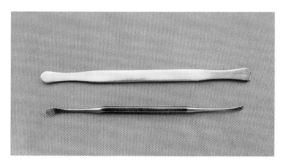

图 12-24　大、小骨膜剥离器

（4）骨凿和骨锤：骨凿大体分为单面凿、双面骨凿和峨眉凿，用于凿去骨质或劈开牙齿。在凿牙槽骨时，使用单面凿或峨眉凿；在劈开牙齿时，使用双面骨凿，因其较薄，宽度合适，可将牙从中一分为二。骨锤可提供一个短暂而较强的外力，拔牙中需要骨凿和骨锤联合使用。注意使用骨凿时，必须有支点，不可滑脱，以免意外损伤发生。骨锤敲击时，应使用腕力，去骨时用力适度，连续敲击 3~4 次，可重复几次；劈牙时确认双面凿放稳，用闪击法，争取一次锤击劈开，击锤时第一下应轻，为预备性提示，第二下快而重地敲击，注意一定要用左手支持下颌骨，避免下颌骨骨折，同时也起到保护颞下颌关节和减轻震荡的作用（图 12-25~图 12-27）。

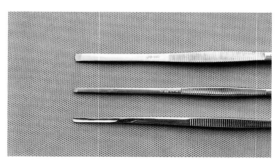

图 12-25　单面凿、双面凿和峨眉凿

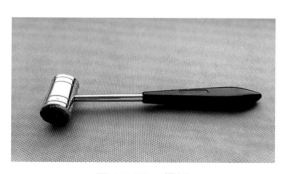

图 12-26　骨锤

（5）高速反角手机：高速反角手机的机头与机身角度为45°，适合拔牙中各方位的切削，配用长钻针，对于低阻生牙和深部断根，亦能顺利切削。因其可避免敲击、减轻震动、创伤小、手术时间短、术后并发症少，现临床中已广泛用于去骨、切割牙冠及分根（图12-28）。

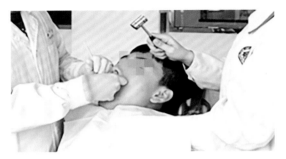

图 12-27　骨凿和骨锤的使用

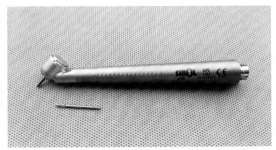

图 12-28　高速反角手机

（6）骨锉：用于锉平细小的骨突和锐利的骨缘，使之变钝，避免刺破组织，导致出血，锉后常遗留很多细小骨碎片在伤口内，需要仔细刮除干净（图12-29）。

（7）刮匙：用于刮除牙槽窝内的骨碎片、牙碎片及肉芽组织或囊肿等，注意有急性炎症时不应使用，乳牙拔除后不要搔刮拔牙窝，以免损伤恒牙胚（图12-30）。

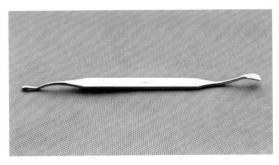

图 12-29　骨锉

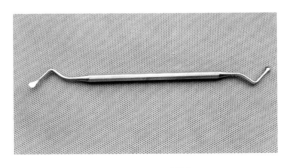

图 12-30　刮匙

（8）线剪、持针器、缝针缝线：线剪分为直剪和弯剪，用来剪断缝线、敷料、引流条等；持针器主要用于夹持缝针缝合各种组织，当拔牙创较深时，为了方便，应选用钳柄较长的持针器；缝针有不同型号的三角针和圆针，常用小三角针，较锋利，用于各种组织缝合；缝线有尼龙线和丝线，有不可吸收和可吸收之分，用于结扎止血、缝合止血等，根据缝合组织不同选择适宜的缝线（图12-31）。

（9）开口器、牙垫:用于帮助张口受限的患者打开口腔。在进行口腔内操作时,为获得良好及持续的手术视野,可辅助使用开口器、牙垫保持张口度;开口器更适宜全麻患者打开口腔,保证手术顺利进行(图12-32,图12-33)。

（10）唇颊拉钩:用于牵拉颊部组织,暴露口腔深部视野,更好地保护软组织,防止口角被拉伤,特别适用于颊部软组织饱满的患者和上颌阻生牙的拔除(图12-34)。

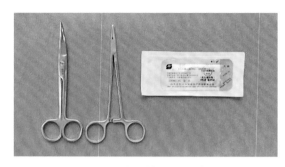

图 12-31　线剪、持针器、缝针缝线

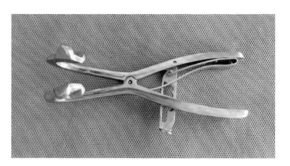

图 12-32　开口器

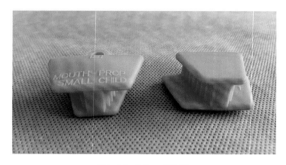

图 12-33　牙垫

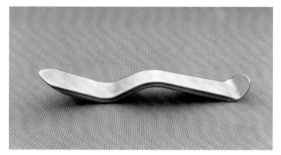

图 12-34　唇颊拉钩

（11）吸唾器:用于口腔操作过程中吸除唾液,术野中的血液及渗出物等,使术野更清楚,减少污染机会,同时避免过多液体误入呼吸道,引起患者在操作过程中出现呛咳恶心等不适症状。吸唾器分常规吸唾器、细头吸唾器、防堵吸唾器及金属吸唾器(图12-35~图12-38)。

（12）注射器:拔牙前的麻醉选用的是阻滞麻醉和浸润麻醉,麻药由注射器注入到神经组织周围,目前临床常用的多为一次性注射器,无特殊要求;金属注射器应做到一人一用一消毒(图12-39,图12-40)。

（13）止血钳:常用小号蚊式止血钳,除了用于止血外,还可用于夹取小碎片或位置较深的有弧度的断根(图12-41)。

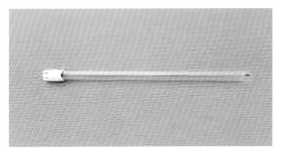

图 12-35　常规吸唾器

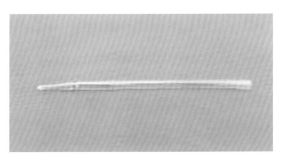

图 12-36　细头吸唾器

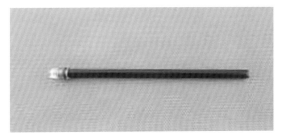

图 12-37　防堵吸唾器

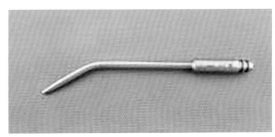

图 12-38　金属吸唾器

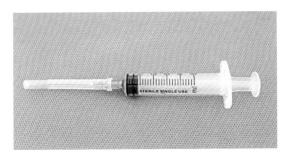

图 12-39　一次性注射器

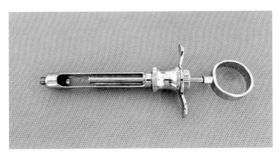

图 12-40　金属注射器

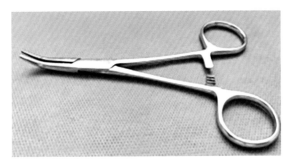

图 12-41　止血钳

（廖学娟　胡莉为）

实验十三　各类普通牙拔除术

【目的和要求】

熟悉牙拔除术前准备工作,初步掌握各类普通牙拔除术的操作方法及步骤。

【实验内容】

1. 复习牙拔除术的适应证与禁忌证。
2. 学习拔牙术前的准备及麻醉。
3. 学习各类普通牙的拔除。

【方法和步骤】

1. **术前准备**

（1）患者术前的思想准备:术前应进行必要的解释工作,以取得患者的理解和主动配合。

（2）术前检查:术前检查患者的身体状况,详细询问病史,特别应注意有无拔牙禁忌证,必要时应做各种相关的辅助检查,避免术中意外发生。还应进行全面细致的局部检查,核对所需拔除的牙、拔牙原因及是否符合拔牙适应证,估计术中可能出现的情况并确定对策。

（3）患者体位:多采用坐位。拔上颌牙时,患者头部应稍后仰,使张口时上颌牙的平面与地面成 45°;拔除下颌牙时,患者上身可稍直立,使患者大张口时下颌牙平面与地平面平行,术者的肘关节与下颌平面在同一高度或者更低。

（4）手术区准备:术前清洁口腔,较复杂的手术,应一并将面部消毒,铺无菌巾。

（5）器械准备:选择合适的拔牙钳和牙挺,并根据手术情况准备相应的其他器械。

2. **麻醉(见局部麻醉术)**

3. 拔牙的基本步骤和方法

首先请老师示教各类普通牙拔除的基本步骤和操作要点,同学在仿头模上进行Ⅰ度松动以上的各类普通牙拔除练习,老师检查同学拔牙方法是否正确。

(1)分离牙龈:分离牙龈的目的是避免安放牙钳时损伤牙龈,或拔牙时将牙龈撕裂,导致术后牙龈出血,分离应达到牙槽嵴顶。

(2)挺松患牙:对于坚固不松动的牙、死髓牙、冠部有较大充填物或冠部破坏较大的牙,应先用牙挺挺松至一定程度,然后换用拔牙钳。

(3)安放拔牙钳:正确选用拔牙钳,然后安放拔牙钳并且夹紧牙体,确定钳喙在运动时不会伤及邻牙,最后再次核对牙位。

(4)拔除患牙:当牙钳夹紧牙体后,拔牙力的应用主要有摇动、扭转和牵引力,注意保护黏膜、邻牙和对颌牙,避免牙脱位时用力过猛伤及其他牙齿或组织。

1)摇动:适用于扁根的下颌前牙、前磨牙以及多根的磨牙。

2)扭转:适用于圆锥形根的牙,例如上颌前牙。

3)牵引:开始牵引时,应与扭转或摇动结合进行。牵引方向应为阻力较小的方向,牵引时切忌暴力及用力过急。

4. 各类普通牙的拔除

(1)上颌切牙拔除术(图 13-1)

1)解剖特点:上颌切牙单根较直、近似圆锥形,唇侧骨板较薄且弹性较大。

2)操作要点:①使用上颌前牙拔牙钳;②左手拇指、示指放置在牙弓的唇腭侧显露术区;③先向唇侧,后向腭侧摇动,上颌中切牙可左右扭转,侧切牙由于牙根略扁,扭转应当控制幅度,纵轴方向牵引脱位;④牵引脱位动作须有控制,防止滑脱伤及下颌前牙。

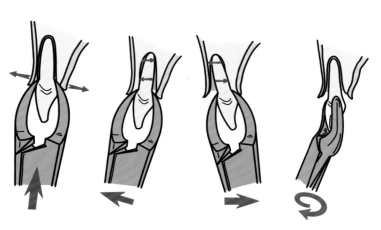

图 13-1　上颌切牙拔除法

（2）上颌尖牙拔除术（图13-2）

1）解剖特点：上颌尖牙牙根粗大，横截面为椭圆形并略呈三角形，是口腔中最长的牙根，唇侧骨板较薄。

2）操作要点：①使用上颌前牙拔牙钳；②先向唇侧摇动并结合小幅度扭转，最后向唇向牵引脱位；③注意该牙因牙根粗且长，周围附着的黏膜较多，拔除时易发生牙龈撕裂及唇侧牙槽骨骨折。

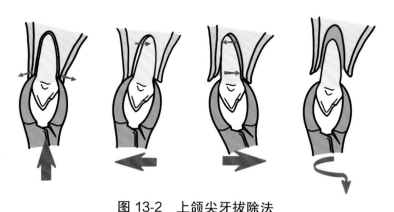

图13-2　上颌尖牙拔除法

（3）上颌前磨牙拔除术（图13-3，图13-4）

1）解剖特点：上颌前磨牙多为扁根，颊侧骨壁较薄，与上颌窦底壁较近。上颌第一前磨牙常在根尖1/3或1/2处分为颊侧和腭侧两个较细易断的根，第二前磨牙多为单根。

2）操作要点：①使用上颌前磨牙钳；②向颊侧小幅度摇动，当阻力较大时，转向腭侧，逐渐加大幅度，并向颊侧牵引拔除；③勿用扭力；④对稳固牙，先使用牙挺挺松后再用牙钳拔除，但应避免将牙齿推入上颌窦。

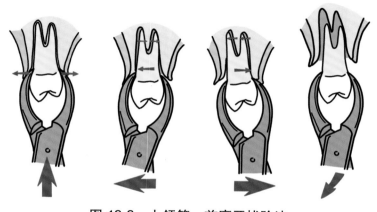

图13-3　上颌第一前磨牙拔除法

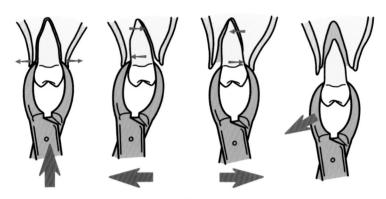

图 13-4 上颌第二前磨牙拔除法

（4）上颌第一、第二磨牙拔除术（图 13-5）

1）解剖特点：上颌第一、第二磨牙比较坚固，多为三根，根分叉较大，与上颌窦底壁邻近，颊侧牙槽骨板较厚。

2）操作要点：①找准牙与牙槽骨间的间隙，先用牙挺挺松；②牙钳有左、右之分，选用正确的牙钳，将颊侧喙尖放置在上颌磨牙颊侧的根分叉处，再用牙钳先向颊侧，后向腭侧方向缓缓摇动，逐渐加力，促使牙槽窝扩大后，向下、远中、颊侧这三个阻力较小的方向牵引脱位；③脱位运动时，力量需有所控制，切勿扭转。

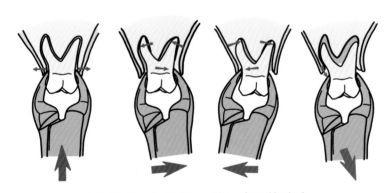

图 13-5 上颌第一、第二磨牙拔除法

（5）上颌第三磨牙拔除术

1）解剖特点：上颌第三磨牙牙冠较小，牙根变异较大，但多数为单根或者颊、腭侧两根，周围骨质较疏松，远中为上颌结节。

2）操作要点：①使用专用第三磨牙牙钳或反 S 形牙钳；②可用牙挺向后、下、外方施力，一般牙挺即可将其挺出；③或用牙钳在摇动的基础上，向下、远中颊侧牵引拔除;④加力循序渐进避免断根以及上颌结节骨折。

（6）下颌切牙拔除术（图13-6）

1）解剖特点:下颌切牙单根,冠小,牙根扁平而细短,近远中径小,唇侧和舌侧骨板均薄,尤以唇侧更甚。

2）操作要点:①使用近90°窄喙下颌切牙钳或者鹰嘴钳;②向唇、舌向摇动,最终向唇侧牵引脱位,不使用扭转力;③牵引时可用左手拇指控制牙钳,上颌切牙位置突出,脱位时应避免损伤对颌牙。

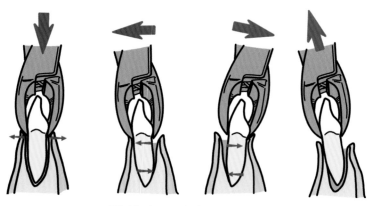

图 13-6　下颌切牙拔除法

（7）下颌尖牙拔除术

1）解剖特点:下颌尖牙单根粗长,横断面近似三角形,根尖有时向远中略弯,唇侧骨壁较薄。

2）操作要点:①选用钳缘稍宽90°牙钳;②先向唇侧,后向舌侧摇动,最后向上、向唇侧牵引脱位,可稍加扭转。

（8）下颌前磨牙拔除术（图13-7）

1）解剖特点:下颌前磨牙单根细长,有时根尖向远中略弯,横截面近似扁圆形,颊侧牙槽骨壁较薄。

2）操作要点:①使用下颌前磨牙钳;②颊、舌向摇动,并辅以小幅度扭转,向上、颊侧、远中向牵引脱位。

（9）下颌第一、第二磨牙拔除术（图13-8）

1）解剖特点:第一、第二磨牙多为扁平的近、远中两根,其颊舌径大,扁平粗壮,略向远中弯曲,牙槽骨板均坚实。

2）操作要点:①使用下颌第一、第二磨牙专用钳;②将钳喙两喙尖端插入两根分叉处,先颊舌向摇松,再向颊侧上方牵引拔除;③有时牙冠破坏较大,无法夹

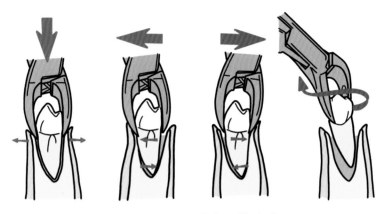

图 13-7 下颌前磨牙拔除法

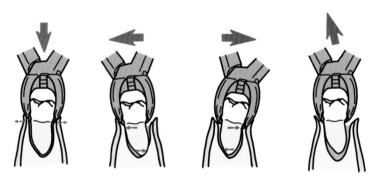

图 13-8 下颌第一、第二磨牙拔除法

持且易碎裂,可选用牛角钳。

（10）下颌第三磨牙拔除术

1）解剖特点:下颌第三磨牙变异较大,牙根形态不一,颊侧骨板厚,牙根尖与下颌管邻近。

2）操作要点:①使用下颌第三磨牙专用拔牙钳或"万用钳";②先挺松后拔除;③注意控制拔除力量,避免损伤对颌牙齿。

（11）残根或断根拔除术

1）根据断根情况选用根挺、根尖挺、三角挺、上/下残根钳。

2）要求光源明、术野清、耐心足。

3）高位的残根、断根,可用根钳直接拔除。

4）高位断根可选择直牙挺,低位断根选用根挺,根尖 1/3 断根选用根尖挺,后牙可使用弯挺。使用时,将挺刃插入牙根与牙槽骨板之间,使用楔力并结合小幅度的旋转撬动,向根尖推进,注意找准两者间的间隙位置,避免根向加力将牙根推向深部。逐步深入挺刃的同时加大旋转幅度,将牙根挺松后取出。

5. 微创拔牙　微创拔牙是应用微创牙挺、拔牙钳、超声骨刀、45°反角涡轮手机、加长型阻生齿车针以及牙周膜分离器等专用微创拔牙设备,来进行切割牙冠、切断牙周膜,牙挺在施力的方式上主要以轮轴力和楔力为主,避免使用杠杆力对作为支点的组织造成损伤,具有手术创伤小、术后并发症少、手术时间较短、不适感轻及对患者心理影响小等特点。微创拔牙较传统拔牙相比的优点如下。

（1）拔牙手术中不使用骨凿和骨锤,减轻患者的恐惧感。

（2）手术中使用的器械均为精细器械,支点稳定,操作准确,能最大程度减轻患者的损伤。

（3）显著降低了手术中以及手术后的拔牙并发症。

（4）手术后患者伤口感染机会大为减少,术后疼痛较轻,创口愈合较快。

【实习报告与评定】

评定学生对各类普通牙拔除术操作方法的掌握程度。

（刘济远　潘　剑）

实验十四　阻生牙拔除术

【目的和要求】

通过观看老师示教手术,了解阻生牙拔除术的适应证、方法和步骤以及手术中和手术后的注意事项。

【实验内容】

示教近中、水平及垂直阻生的阻生牙拔除方法。

【实习用品】

常规拔牙手术器械、口内外消毒和铺巾用品、尖刀片、刀柄、骨膜剥离器、骨凿、高速涡轮机、缝针、缝线、持针器、剪刀、无菌纱布等。

【方法和步骤】

1. 示教下颌阻生第三磨牙拔除的步骤及方法

(1)麻醉:采用下牙槽神经、舌神经及颊神经一次阻滞麻醉法。

(2)切开翻瓣:切口常用的是角形切口,用手术刀切开并用骨膜剥离器分离软组织瓣,从近中切口开始剥离,不可使用暴力,避免术中出血影响手术,以完全显露其下面的阻生牙或牙槽骨术区为宜(图 14-1~图 14-4)。

(3)去骨:应用涡轮机或其他外科动力系统,去除冠周足够的骨质(图 14-5)。

(4)分牙:分牙的主要目的是通过切分牙齿改变其脱位所需的空间和路径,解除邻牙的阻力,减小骨阻力,分牙方法分为劈(截)冠和分根(图 14-6,图 14-7)。

(5)增隙:将骨凿紧贴根面凿入,压缩松质骨扩大牙周间隙,解除根周骨阻力。

(6)拔牙:经过以上步骤之后,根据具体情况选用牙挺或牙钳拔除阻生牙。拔除后需仔细检查牙根是否完整,避免残留牙根及牙片于牙槽窝内(图 14-8,图 14-9)。

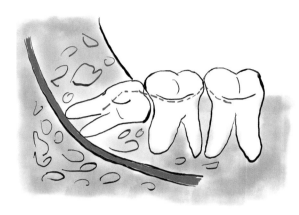

图 14-1　翻瓣颊面观示意图

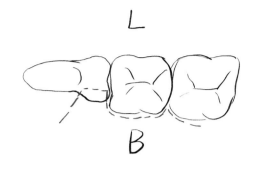

图 14-2　翻瓣𬌗面观示意图

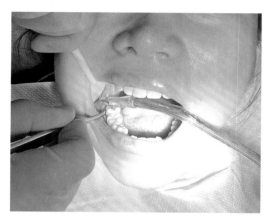

图 14-3　翻瓣颊面观

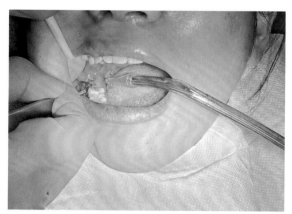

图 14-4　翻瓣𬌗面观

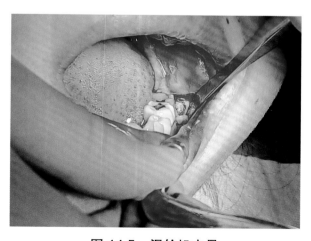

图 14-5　涡轮机去骨

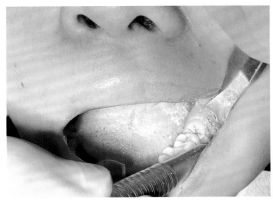

图 14-6　放置涡轮机

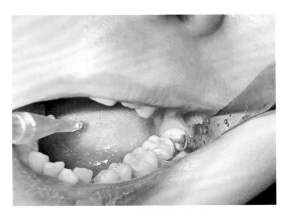

图 14-7　涡轮机分牙

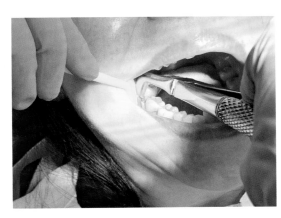

图 14-8　放置牙钳

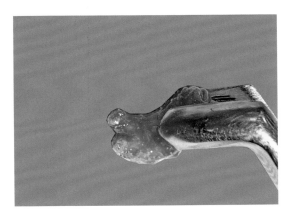

图 14-9　拔除患牙

（7）拔牙创处理：搔刮牙槽窝，清除残留碎骨、炎性组织或残余囊肿，对扩大的牙槽窝应压迫复位，修整锐利骨边缘。

（8）缝合：缝合前反复冲洗牙槽窝，将牙槽窝冲洗干净后，将黏骨膜瓣复位，缝合切开的龈瓣，缝合不可过于严密，避免影响引流，造成肿胀。

（9）压迫止血：局部垫无菌纱布或纱卷压迫止血。

（10）交待术后注意事项，对于创伤较大，拔牙操作时间较久的患者，应在术后予以冷敷，并给予抗菌消炎、止痛药物。

2. 上颌阻生第三磨牙拔除的步骤及方法

（1）麻醉：采用上牙槽后神经阻滞麻醉加腭前神经阻滞麻醉。

（2）分离牙龈：使用牙龈分离器分离牙龈，如有黏膜覆盖，行黏骨膜瓣切开暴露牙冠，切口位置多选用近、远中角形切口，翻黏骨膜瓣。如若有骨质覆盖牙冠，则在翻瓣后去除冠部骨质及部分根部的骨质，以能插入牙挺并使远中面高点暴露为宜。

（3）拔除牙齿：牙挺自近中颊角插入，将牙向颊侧、远中方向挺出，挺出时用左手一手指置于邻近牙齿及阻生牙𬌗面，保护邻近组织同时，感受阻生牙受力浮向𬌗方的感觉。如果阻生牙与邻牙紧密接触，可将阻生牙的牙冠及牙根分断，分别拔除，以避免损伤邻牙。拔除牙齿后，搔刮牙槽窝内可能存在的软垢等污染物，必要时缝合伤口，局部置棉球压迫止血（图 14-10～图 14-13）。

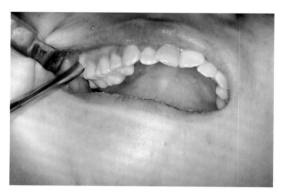

图 14-10　放置牙铤

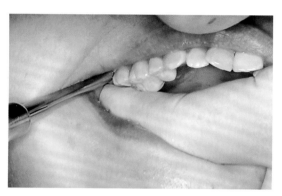

图 14-11　挺松患牙

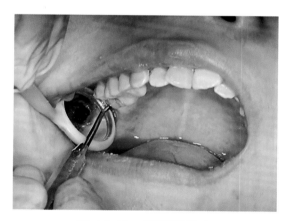

图 14-12　搔刮牙槽窝

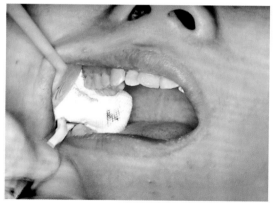

图 14-13　咬合棉球

【实习报告与评定】

评定学生对上颌阻生第三磨牙拔除术和下颌阻生第三磨牙拔除术有关知识的了解。

（伍俊　刘显）

实验十五　牙槽骨修整术

【目的和要求】

熟悉牙槽突修整术的目的、手术方法和步骤。

【实习内容】

1. 复习牙槽骨修整术的适应证及目的。
2. 用猪下颌骨模拟牙槽突修整术。

【实习用品】

猪下颌骨(拔除牙齿)、口内外消毒和铺巾用品、口镜、镊子、手术刀及刀柄、骨膜剥离器、咬骨钳、骨凿、手术剪、骨锉、止血钳、缝合针、缝线、无菌纱布。

【方法和步骤】

指导教师带领学生回顾牙槽突修整术的适应证和目的,结合模型和录像,讲解手术方法及注意事项。

1. 牙槽骨修整术

(1)根据牙槽骨隆突畸形的部位、大小和形态,准备手术器械,选择合适的骨凿、骨锉及咬骨钳等。

(2)局部消毒、铺无菌消毒巾。

(3)切口:根据牙槽骨畸形的部位、大小及类型设计切口。修整较小的区域,宜选择弧形切口,蒂在牙槽底部;修整较大的范围,宜选择角形切口;修整大范围的无牙颌牙槽骨可选用梯形切口。梯形切口的做法是沿牙槽突顶作长弧形切口,此为梯形切口顶部,在颊侧两侧作纵行附加切口,此为梯形两边,梯形底部为蒂。所有牙槽突顶部的切口应位于牙槽突顶偏唇颊侧,更好地暴露骨突,切口切勿越过唇颊沟(图15-1)。

（4）翻瓣：用骨膜剥离器翻起黏骨膜瓣，从唇颊侧骨板光滑处开始，翻瓣时应仔细、轻柔，尽量少暴露正常骨面，骨膜剥离器伸入骨膜下，显露骨尖、骨突、骨嵴及周围少许骨面即可（图 15-2）。

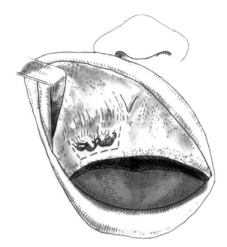

图 15-1　切口的选择

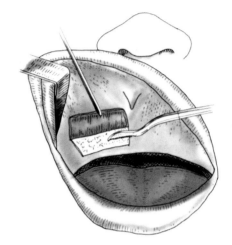

图 15-2　翻起黏骨膜瓣

（5）去骨：用咬骨钳、单面骨凿或钻针去除骨尖、骨突或骨嵴。使用骨凿时，刃部的斜面应贴骨面，逐量去骨，仅去除过高尖的骨质，尽量不降低牙槽骨的高度，保持牙槽突的圆弧状外形。

（6）修整缝合：去骨后应仔细磨锉，使骨面恢复平整，然后彻底清理碎骨屑。将软组织瓣复位后触摸检查骨面是否平整，发现有凸起处即可再锉平。软组织过多可适当修剪，最后间断或连续缝合创口（图 15-3）。

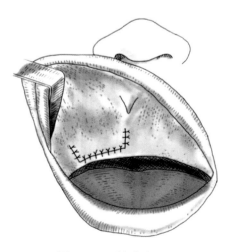

图 15-3　缝合创口

（7）置无菌纱布或纱卷于术区，加压止血。

2. 学生模拟牙槽突修整术

学生首先在无牙的猪下颌骨上用咬骨钳制造牙槽突骨折，骨折程度轻重不一，然后观察骨折程度，设计骨锉修整部位，力争做到牙槽突外形圆钝无尖，同时尽量保留牙槽突高度。使用骨锉进行修整手术，教师观察并记录。

【实习报告与评定】

评定学生对牙槽骨修整术的熟悉程度及手术操作中存在的问题。

（叶　斌　刘　尧）

实验十六　脓肿切开引流术与换药

【目的和要求】

熟悉脓肿切开引流的目的、指征和原则,了解口内脓肿切开引流术操作的方法及步骤。熟悉更换敷料的目的及不同创口更换敷料的原则和方法。

【实验内容】

1. 复习脓肿切开引流的目的、指征和原则。
2. 示教口内脓肿切开引流术操作的方法及步骤。
3. 学习更换敷料的目的及不同创口更换敷料的原则和方法。
4. 学习常用的敷料成分和特性。
5. 示教更换敷料的技术操作。

【方法和步骤】

1. 脓肿切开引流术的手术原则

(1)切口的部位尽量位于脓肿的最低位,以利脓液的自然引流。

(2)切口位置应考虑外形及美观,切口长度取决于脓肿大小和部位深浅,保证充分引流的前提下设计愈合后的瘢痕尽量位于隐蔽处,切口方向应与皮纹方向一致。

(3)颌面部皮下组织中有血管、神经、唾液腺导管,除脓肿接近表皮或几乎破溃者可直接切开脓腔外,其余均应切开至黏膜下或皮下,然后用血管钳直达脓腔,钝性分离形成通道。

(4)手术操作需准确轻柔。不宜分层切开,避免在引流通道中形成多个层次的腔隙;也不应为了快速排脓而挤压脓肿,尤其是面部危险三角区的脓肿,防止感染向颅内扩散。

2. 示教口内脓肿切开引流的步骤

（1）术前准备：参考拔牙术的术前准备。

（2）口内切开引流术的操作步骤

1）消毒：戴无菌手套后，先自病灶区起将口内用苯扎溴铵棉球消毒3次，再用酒精棉球口外消毒3次。

2）麻醉：一般选择局部麻醉，黏膜下脓肿可选用表面麻醉，骨膜下脓肿用黏膜下浸润麻醉。

3）切开部位：术前设计的隐蔽切口，常在口腔前庭沟或口外肿胀最低处（图16-1）。

4）切开：一般切开后，用血管钳深入脓腔，进行钝性分离扩大，以利引流，注意勿伤神经及血管。

5）冲洗：用生理盐水及3%过氧化氢溶液交替冲洗，直至流出的冲洗液清亮无色。

6）建立引流：一般用碘仿纱布或橡皮片作为引流条，留置引流条的末端约0.5cm留在口外引流。放置引流条时注意，要一次到达脓腔底部，切忌反复填塞，防止堵塞引流口导致引流不畅，最后用敷料覆盖创口（图16-2）。

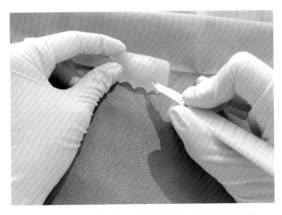

图 16-1　脓肿切开的部位示意（模型）

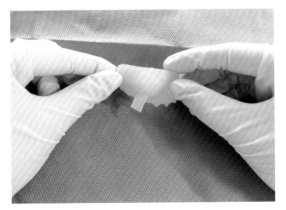

图 16-2　使用橡皮片作为引流条（模型）

7）最后告知患者术后注意事项。

3. 由指导教师讲解更换敷料的目的、不同伤口更换敷料的原则和方法，以及常用敷料的成分和特性，然后示教更换敷料的技术操作。

（1）更换敷料的目的

1）检查伤口，了解伤口愈合情况，以便酌情给予适当的处理，创造有利条件,加速愈合。

2）保持伤口引流通畅,脓性分泌物能充分向外引流。

3）创口有大量分泌物或渗血时,为防止细菌由外面浸透敷料,污染创口。

4）避免脓性分泌物顺敷料向四周流动,损害周围健康皮肤。

5）便于局部用药以消灭细菌,促使坏死组织脱落,促进伤口愈合。

（2）不同伤口更换敷料的原则

1）清洁伤口:清洁伤口是指在手术区和手术区周围均无感染灶存在的情况下,不与口腔、鼻腔相通的手术切口。这类伤口一般可以不必过频地更换敷料,有时可直到拆线时才打开伤口上的敷料。但若在伤口较深或有死腔存在因而放置引流条的情况下,在手术后 24~48 小时内,要打开敷料,取出引流条并更换敷料。还有一些手术,如皮瓣转移术,术后要定期检查皮瓣的血液循环情况,最好是在包扎时就露出部分皮瓣,便于检查。当伤口流血浸出敷料或是敷料被唾液等浸透时,应立即更换敷料或停止使用敷料包扎。在更换敷料时,必须严格遵守无菌操作,对于创面所凝结的干燥血痂,不应去除。若无异常现象(臭气、局部疼痛、脓性分泌物浸出、发烧和白细胞增高等),一般都在手术后 10 日左右拆除缝线时更换敷料。

2）感染伤口:感染伤口多指已经发生细菌侵入和繁殖,创口存在感染情况的手术切口。伤口内一方面继续产生坏死的组织及脓液;另一方面同时存在组织的修复和再生。更换敷料可以及时地排除大量炎性渗出物和脓液,避免其产生局部压迫,从而减轻疼痛,防止脓液扩散或内渗入血而引起全身中毒反应,且可以促使炎症消退,加速愈合。在局部脓性分泌物较多时,应每日更换敷料数次;相反,在炎症晚期,当创口有肉芽组织增生时,应当减少敷料更换的次数,以免增加创伤。更换敷料时,要避免挤压、摩擦,以免感染扩散。局部引流物的使用应根据伤口具体情况而定。当脓液减少,脓腔缩小,肉芽生长健康时,应当对伤口及早停止使用填塞物及引流物,以免妨碍伤口正常愈合。原则上,表浅的、不妨碍引流的脓腔,不必使用填塞物或引流管。当切口边缘易于重叠闭拢,脓腔较大而深,引流通道狭窄时,可用橡皮管。若脓液不多,脓腔小而浅,引流口宽大,可以用橡皮条。口腔内或与口腔相通的手术伤口,或是口鼻附近的伤口,一般不用敷料,只需维持局部清洁。

3）囊腔伤口:囊腔伤口是指囊肿术后所遗留的伤口。口内软组织囊肿术后遗留的死腔,常需填塞以减少术后渗血和水肿。口外的软组织囊肿摘除术后,常用缝合和加压包扎,以消除死腔。颌骨囊肿术后伤口若与口腔相通,常需长期填塞碘仿纱条,直至骨腔内充满肉芽组织。长期填塞碘仿纱条的目的是减少骨壁血管渗血、消毒防腐、保持伤口分离以利引流和防止食物落入骨腔内。

4)肉芽伤口的处理:不健康或有脓性分泌物的大面积肉芽创面应湿敷。对大的健康的肉芽创面,应争取二期植皮;对小的健康的肉芽创面,可覆盖油纱布促进伤口愈合。过高的肉芽组织会妨碍上皮生长覆盖,需用剪刀或刮匙去除。

5)坏死组织的处理:组织坏死常易并发感染,故应先预防和控制感染的发生。坏死组织分界尚不明确时,应予湿敷并等待分离;如坏死组织已与正常组织分离,应尽早剪除。若表皮坏死,一般可任其自行干燥、脱落、痂下愈合。

6)线头感染的处理:个别缝合处出现感染时,应及时拆除该针缝线。如多数缝线发生缝线感染而不能拆除缝线时,可用消毒针头挑破脓点,然后涂以2%碘酊;组织内的线头感染引起经久不愈的瘘道时,应用刮匙刮除瘘道内的线头。

(3)常用敷料的特点

1)普通无菌纱布:利用纤维的毛细管作用,吸收伤口上的分泌物,对伤口无刺激作用,但易被分泌物浸满而失去吸收作用。分泌物干燥时,会造成纱布与伤口粘连,此时更换敷料易引起损伤。在口腔内使用无菌纱布易腐败而发臭。

2)高渗盐水纱条:利用盐水的高渗作用,提高纱条的吸收能力。

3)碘仿纱条:有防止腐败的作用和杀菌作用,能促进肉芽组织生长。

(4)更换敷料的技术操作

1)应当先更换清洁伤口的敷料,然后更换感染伤口,以避免交叉感染。

2)用手先去除外层敷料,再以镊子去除内层敷料。顺切口方向揭开,以免撕裂伤口。若敷料粘连过紧,应先用盐水或过氧化氢浸润后再去除敷料。移除敷料后用75%酒精棉球自创口内缘向外擦拭;对有创面的伤口,只能用盐水棉球清洁创面,清除创口内外的异物,如线头、坏死组织等。若脓性分泌物过多时,应用抗生素冲洗,也可进行细菌培养,有针对性地使用抗生素。换药完毕后,用3~4张无菌干纱布覆盖。

3)无感染的伤口缝线一般术后5~7日拆除,皮肤移植后的伤口缝线10~14日拆除。拆线时先用酒精消毒,用镊子轻轻提起缝线,平齐皮肤或黏膜表面剪断,向伤口另一侧拉出,以免撕裂伤口。若伤口轻度裂开,可用蝶形胶布拉拢固定。

（曾　维　杨　波）

实验十七　全颌面部软组织损伤清创缝合术

【实验目的】

颌面部软组织损伤是口腔颌面部最常见的损伤,对此类创伤的处理也是口腔科医师在临床工作中所必须掌握的临床技能。本实验目的在于促使学生掌握口腔颌面部软组织损伤的处理要点、原则和基本程序,并为其今后的临床实习奠定基础。

【实验内容】

1. 指导教师讲述各部位口腔颌面部软组织损伤的特点及治疗要点。
2. 指导教师讲述口腔颌面部清创缝合术的基本程序和主要原则。
3. 在教师指导下,学生在猪头部标本上独立完成舌部挫裂伤和唇部撕裂伤的清创缝合术。

【实验材料】

猪头部标本、11 号尖刀片、刀柄、镊子、组织剪、三角针、圆针、持针器、缝线、线剪、止血钳、2% 利多卡因注射液及注射器、0.1% 洗必泰、3% 过氧化氢溶液、消毒肥皂水、无菌生理盐水、无菌纱布敷料、无菌软毛刷。

【实验步骤】

1. 舌部挫裂伤清创缝合术　在猪头部标本上进行舌部挫裂伤清创缝合术,基本步骤如下:

(1)在标本的舌部作一长约 6cm 以上不规则伤口,深达肌层,以沙土涂抹于伤口内,造成伤口污染(图 17-1)。

(2)麻醉:选用利多卡因进行局部浸润麻醉。

(3)清创:用 1% 过氧化氢溶液及大量生理盐水冲洗创口,同时用纱布反复擦洗,尽可能清除创口内的异物;然后,采用0.1%洗必泰溶液对口腔及创口进行彻底的消毒,随后铺巾。清理创口时,可用刮匙、尖刀或止血钳去除嵌入组织内的异物。舌部的挫裂伤,即使大部分游离或完全离体,只要是没有感染坏死的软组织,都应尽量保留,缝回原处。

（4）止血:采用结扎法在创口内结扎1~2处。

（5）缝合:由于舌组织脆弱,所以一般采用较粗的丝线（4号以上缝线）,水平褥式加间断缝合,进针深且尽量穿经更多舌组织,进出针距创口大于5mm。打结时宜选用三叠结固定。这些操作方法都是为了增加创口稳固,防止裂开或缝线松脱（图17-2）。

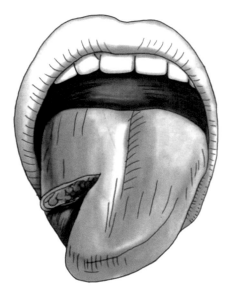 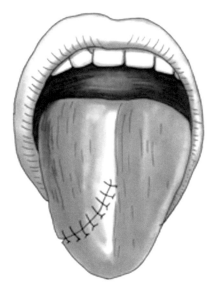

图 17-1　舌部创口　　　　　　图 17-2　舌部创口缝合

2. 唇部撕裂伤清创缝合术（图17-3）　在猪头部标本上进行唇部撕裂伤清创缝合术,基本步骤如下:

（1）在标本的唇颊部作一长度合适,不规则伤口,以沙粒、土涂抹于伤口内,造成伤口污染。

（2）麻醉:选用利多卡因进行局部浸润麻醉。

（3）清创:无菌纱布覆盖创口,用肥皂水及生理盐水洗净创口周围的皮肤;然后重新用3%过氧化氢溶液及大量生理盐水冲洗创口,同时用纱布或软毛刷反复擦洗,尽可能清除创口内的细菌、异物、血凝块及组织碎片;最后,对创口周围皮肤重新消毒、铺巾,开始清理创口,方法及原则与唇部清创基本相同。

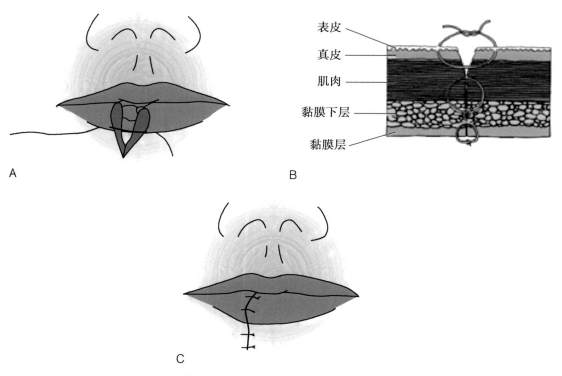

A

B

表皮
真皮
肌肉
黏膜下层
黏膜层

C

图 17-3　唇部撕裂伤清创缝合术
A. 唇部撕裂伤　B. 缝合时需要缝合黏膜层、肌层、皮肤　C. 缝合完成

（4）止血：采用结扎法在创口内结扎唇弓动脉。

（5）缝合：首先将撕裂后的组织瓣复位，缝合肌层；然后按照唇的正常解剖外形缝合皮肤及黏膜，缝合皮肤的第一针应先缝合红唇缘处，以保证红唇缘处精确对位，使红白唇交界处呈现一条流畅的弧线；最后采用唇弓或蝶形胶布辅助减张。

（李　果　农诗琪）

实验十八　厚皮片和随意皮瓣

【目的和要求】

学习制备全厚皮片和随意皮瓣的方法。

【实验内容】

1. 示教全厚皮片制备和再植。

2. 示教移位皮瓣（又称对偶三角皮瓣或 Z 形瓣）、滑行皮瓣（又称推进皮瓣）、旋转皮瓣的制备及缝合。

【实验用品】

11 号尖刀片、刀柄、血管钳、组织剪、持针钳、线剪、三角针、圆针、缝线、美蓝、凡士林纱布、碘仿纱条、消毒及铺巾用品、海绵、大白兔带皮（半只去头）或猪舌。

【方法和步骤】

1. 全厚皮片制备和再植

（1）示教以大白兔为例，先将大白兔备皮、清洗、消毒、铺巾。

（2）全厚皮片制备和再植：于动物腹部用美蓝标注切取区域，用锐利刀片按画线切开，全厚皮片的厚度为切透皮肤全层，然后再将其重新缝合至原缺损区。

（3）使用打包法固定，即缝合皮片时缝线留长，将凡士林纱布加碘仿纱条制成相应大小的包后，以留线分束分区域结扎后加压固定。

2. 移位皮瓣制备和缝合

（1）单蒂推进皮瓣：沿着方形缺损两个互相平行的边，向一侧延伸切口，掀起一条舌形的皮瓣，然后将其向前滑行覆盖缺损处（图 18-1）。

（2）双侧推进皮瓣（H 形皮瓣）：在病灶两侧各设计一推进皮瓣，利用软组织弹性滑行到缺损部位缝合。皮瓣可略大于缺损部位,因缝合后软组织弹性恢复,会有一定收缩(图 18-2)。

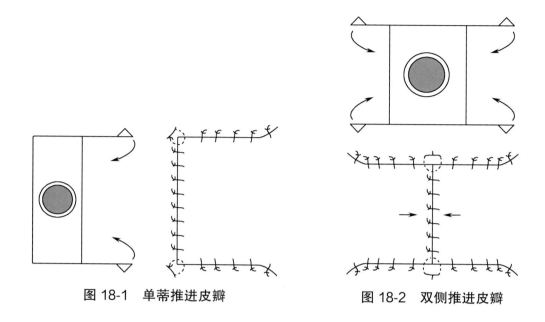

图 18-1　单蒂推进皮瓣　　　　　　图 18-2　双侧推进皮瓣

（3）对偶三角交叉皮瓣(Z 成形术):由三条切口线连接成 Z 形切口,两皮瓣侧切口和中切口所成角度均为 60°,切开形成两个相对的三角皮瓣,然后在相应厚度的脂肪层均匀一致地剥离并掀起三角瓣,充分止血,两三角瓣交换位置后缝合(图 18-3)。

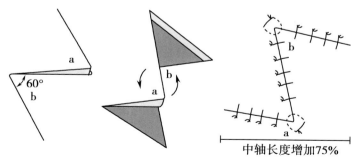

中轴长度增加75%

图 18-3　对偶三角交叉皮瓣

（4）V-Y 成形术:按照设计 V 形切开皮肤、皮下组织,潜行分离后形成厚度一致的 V 形瓣,利用软组织收缩性将 V 形瓣推后作 Y 形缝合,使皮肤组织长度增加,宽度缩短(图 18-4)。

（5）Y-V 成形术：按照设计 Y 形切开皮肤、皮下组织，潜行分离后形成厚度一致的 Y 形瓣，利用组织弹性前推三角瓣作 V 形缝合，可以使皮肤组织长度缩短，宽度增加（图 18-4）。

（6）经典旋转皮瓣：制备一较大的皮肤缺损区，皮瓣以其蒂部为枢轴进行旋转。设计皮瓣的弧长要比创面长度长 3~4 倍，面积也应大 3~4 倍，以保持创面闭合后皮瓣上恰当的张力。切开、分离皮下组织、缝合。当创面不能闭合时，有三种选择。首先是进行更广泛的潜行分离；第二种是顺着皮瓣圆弧方向延长切口，扩大皮瓣的面积；第三种是在皮瓣的蒂部做一个回切，可以使皮瓣的附着处向创面接近（图 18-5）。

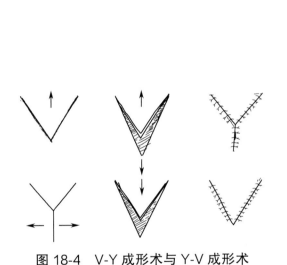

图 18-4　V-Y 成形术与 Y-V 成形术

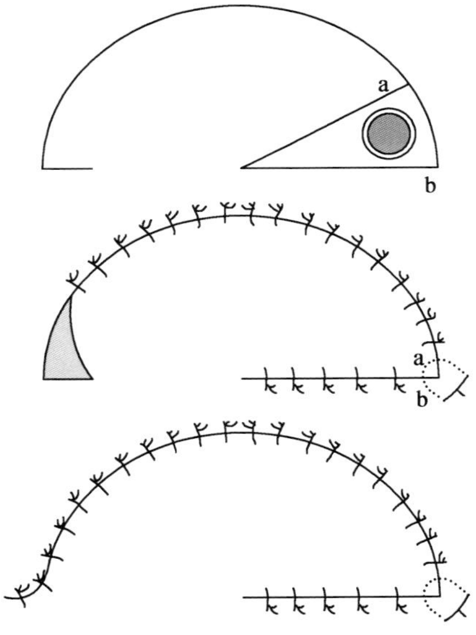

图 18-5　带有回切的单旋转皮瓣，将 a 点滑行至 b 点

【思考题】

各类随意皮瓣的手术指征分别是什么？

（谢蟪旭　潘　勋）

实验十九 颌骨骨折的固定

【目的和要求】

通过实验,掌握颌骨骨折治疗中常用的复位和固定操作方法,并比较其优缺点。

【实验内容】

1. 示教常用颌骨骨折复位和固定的方法。
2. 学生练习小环颌间结扎颌间固定和牙弓夹板颌间固定方法。
3. 学生在猪下颌骨骨折模型上进行坚强内固定。

【实验用品】

牙颌模型、结扎丝、牙弓夹板、持针器、钢丝剪、猪下颌骨、小型接骨板、双皮质螺钉、单皮质螺钉等。

【方法和步骤】

1. 指导教师介绍并示教各种治疗颌骨骨折的夹板及结扎技术,然后学生在仿真人头模型和牙列树脂模型上做小环颌间结扎颌间固定和牙弓夹板颌间固定。

（1）小环颌间结扎颌间固定法

1）剪取 0.3~0.5mm 直径、长约 12cm 的不锈钢丝,将钢丝对折,在其中部扭成 1 个适中的小环。

2）在上下颌一侧或两侧各选择两个相邻的健康牙,作为一个结扎单元。尽量选择稳固的多根牙和尖牙,骨折线上的牙齿不能选用。将双股钢丝末端,自颊侧穿入两牙间的牙颈间隙,在舌侧面将双股钢丝分开。然后两根钢丝分别绕经两牙牙颈部,再由舌侧经牙颈间隙穿至颊侧（图 19-1）。

3）用一股钢丝末端穿入小环孔内,并与另一股钢丝扭紧结扎。在钳夹钢丝时,注意应使钢丝与钳的长轴一致。先拉紧钢丝,使其与牙颈部靠近,夹紧钢丝根部,拉直然后扭转,使扭结处十分紧密且均匀,避免钢丝解螺旋松脱。在离开牙齿表面 3mm 处剪断钢丝。在剪断钢丝时,注意要用钢丝钳(或持针器)夹住钢丝末端,以免断端弹起后落入口咽部。用持针器或推压器将钢丝断端压向牙间隙,避免损伤颊黏膜(图 19-2)。

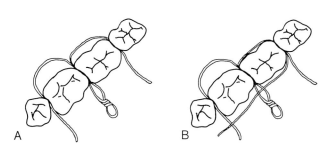 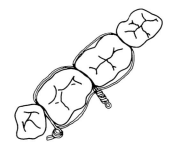

图 19-1　小环颌间结扎颌间固定法操作步骤
A.穿入钢丝　B.扭紧钢丝

图 19-2　小环颌间结扎颌间
固定法操作步骤:钢丝结扎

4）用另一根钢丝穿过上、下相对应的两个小环孔中,并拧紧结扎,就可将上下颌骨在正常咬合关系的位置上固定在一起,一般每侧安置两对以上(图 19-3)。

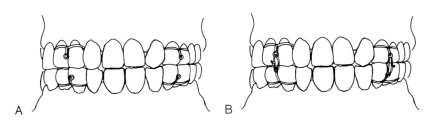

图 19-3　小环颌间结扎颌间固定法操作步骤
A.颊侧形成小环　B.上下颌小环间结扎

（2）牙弓夹板颌间固定法(图 19-4)

1）夹板处理:在模型上,将牙弓夹板弯制成与局部牙弓一致的弧度,在颊侧与每个牙相紧贴,如损伤区域两侧邻牙稳固,夹板的长度为脱位牙或牙槽骨分别增加两侧两个牙的长度,如邻牙有松动或缺如,可考虑增加多个牙辅助固定夹板。

2）拴结夹板:将细钢丝剪成 6~7cm 和 14~15cm 的短节,前者用于拴结前牙,后者用于拴结后牙。将细钢丝弯制成头发夹子状,从舌侧向颊侧穿进牙的近远中牙间隙处,穿过时钢丝应稍加旋转,以避开龈乳突和唇颊黏膜。穿好一颗牙齿

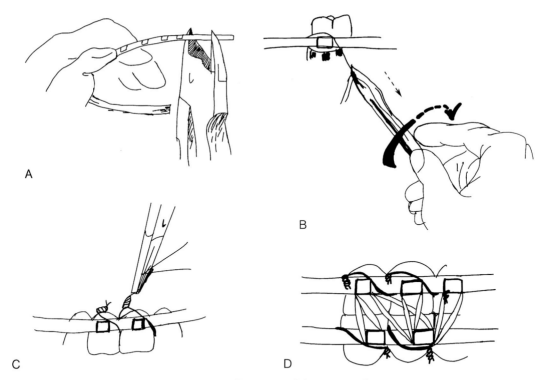

图 19-4　带钩牙弓夹板颌间固定
A. 修整牙弓夹板长度和弧度,使之与牙弓贴合　B、C.用细钢丝拴结牙和夹板　D.用橡皮圈连接上下颌牙弓夹板

以后,尽量拉紧钢丝。如此穿好所有需要结扎的牙齿,使每颗牙的金属丝的两端向上下分开,一根拉向上,另一根拉向下,将弯制好的带钩牙弓夹板放在上、下排拴结丝之间,依次将每个拴结丝扭紧。在扭紧钢丝时,稍加拉力沿逆时针方向扭紧,这样钢丝扭结更为均匀、紧密。剪断多余钢丝,末端留 3mm,过于尖锐的末端应进行修整,然后弯至牙间隙内,压平。拴结完毕后,用手指依次划过拴结丝应无刺手感。

3）安置橡皮圈:将上下颌模型合拢,用内径为 4~6mm、厚度为 1.3~2mm 的橡皮圈,沿适当的方向连接上下颌夹板的挂钩,使其产生与骨折错位方向相反的牵引力。

（3）颌间固位钉牵引复位固定术（图 19-5）

1）在前牙区和前磨牙区一般植入 4 颗螺丝（图 19-6）。

2）将结扎金属丝穿过上下颌的固位钉,确认上下颌咬合关系以后,拧紧金属丝（图 19-7）。

3）分别将两侧上下颌固位钉之间结扎丝拧紧（图 19-8）。

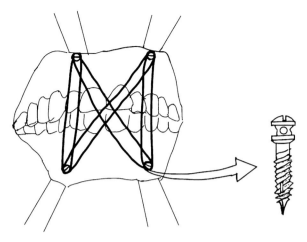

图 19-5　颌间固位钉牵引复位固定术

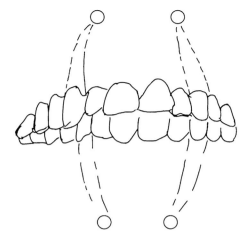

图 19-6　植入螺丝

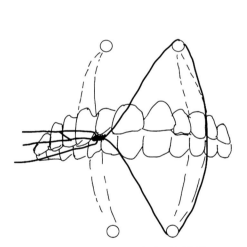

图 19-7　上下颌间钢丝结扎

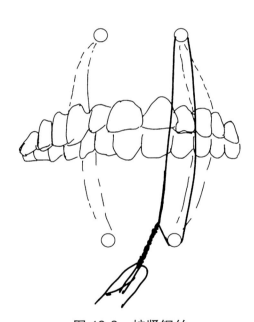

图 19-8　拧紧钢丝

2. 教师示教内固定的手术设计方式和接骨板使用方法。

（1）在猪下颌骨上，制成下颌骨和髁突本体骨折模型。

（2）下颌骨体部骨折的固定：为防止损伤下牙槽神经，在骨折线上下各放置一枚小型接骨板。上方的接骨板应注意避开牙根的位置，可适当下移（图 19-9）。

（3）下颌角骨折的固定：接骨板应放置在外斜线处，此处是张应力区，一般需放置 6 孔的小型接骨板（图 19-10）。

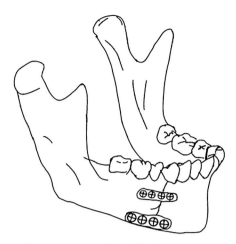

图 19-9　下颌骨体部骨折的固定

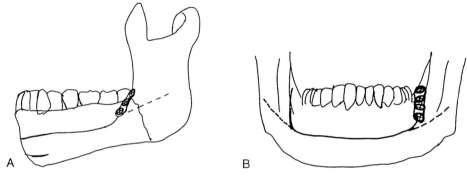

图 19-10　下颌角骨折的固定

A. 侧面观　　B. 正面观

（4）下颌骨正中联合部骨折的固定：放置两块相隔 5mm 的接骨板，上方用单皮质螺钉固定，下缘接骨板用双皮质螺丝钉固定（图 19-11）。

（5）髁突骨折的固定：低位的髁突颈部骨折，因骨折线两侧均保有足够的固定位置，一般采用两孔微型接骨板固定。髁突本体骨折时，接骨板难以找到合适的钉道路径，可以采用骨密质螺钉内固定。进钉的方向一般选择与骨折线垂直的方向，这样螺纹在攻入时才会最大限度的将骨折两断段固定在一起。

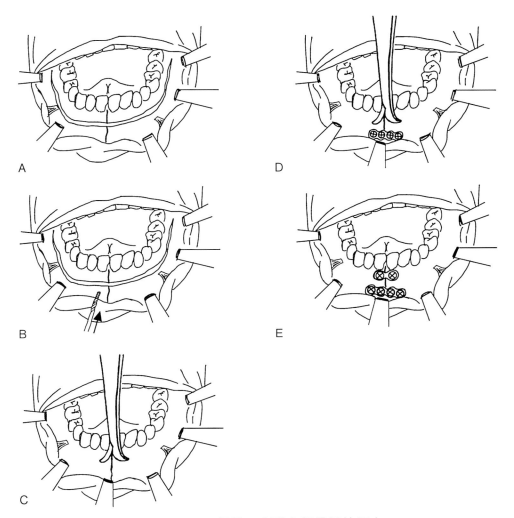

图 19-11 下颌骨正中联合部骨折的固定
A.暴露骨折断端 B.打复位孔 C.复位钳就位辅助骨折断端复位 D.在下颌骨下缘植入第一块钛板 E.取掉复位钳后植入第二块钛板

（曾 维 杨 波 梁青青）

实验二十 唇裂一期整复术

【实验目的】

掌握旋转推进法的特点和操作方法,熟悉新旋转推进法的操作方法和步骤。

【实验内容】

1. 单侧唇裂模型上示教旋转推进法、新旋转推进法。
2. 在模型上用旋转推进法整复单侧唇裂。

【实验用品】

单侧唇裂模型、亚甲蓝、11 号尖刀片、15 号圆刀片、刀柄、组织剪、持针钳、线剪、三角针、圆针、缝线等。

【实验步骤】

1. 旋转推进法 本法为 Millard 首先提出,此法特点是切除组织少,鼻底封闭较好,鼻小柱偏斜畸形可获得较好的矫正;患侧人中嵴的形态也可借愈合瘢痕充分恢复,唇弓形态较好。

(1)定点:在红唇缘定四个点,即健侧鼻翼基部定点 a,健侧唇峰定点 b,人中切迹定点 c,健侧裂隙唇缘上的患侧唇峰定点 2,应使点 b—c 等于点 c—2 的距离。在鼻小柱基部定点 1,做弧线连接点 1—2—3,为健侧上唇切口线。在患侧,在鼻底裂隙定点 1′,然后按照 1—2 的长度,沿着患侧裂隙向下定 2′,再在鼻翼基部外侧缘定点 3′,连接 3′—1′—2′,为患侧上唇的切口线(图 20-1)。

(2)切开:按照定点用 11 号尖刀片在全层切开以后,形成三个组织瓣:健侧上唇 A 瓣、患侧上唇 B 瓣、鼻小柱基部 C 瓣(图 20-2)。

(3)缝合:将鼻小柱基部 C 瓣向外上旋转插入 B 瓣下降形成的三角间隙中,B 瓣也可向近中推进插入 C 瓣旋转向上留下的间隙中(图 20-3)。

2. 新旋转推进法

（1）定点：在非裂隙侧红唇缘定点 1、2、3，应使点 1—2 等于点 3—1 的距离；裂隙侧红唇缘相当于唇峰处定点 4；近鼻小柱基部处偏鼻小柱裂侧 1/3 或者鼻小柱基部中点定点 5，在非裂侧两侧唇峰点与人中切迹点形成的人中切迹角∠213 的角平分线上标记点 6，使 6—3=6—2 的距离。裂隙缘鼻底两侧分别定点 7 和点 8，患侧鼻翼基底内侧为点 9，使 3—5=4—9 的距离。在非裂隙侧鼻底定点 10，使 4—9 加 8—9 的距离等于点 2—10（图 20-4）。

（2）切开：分别沿点 3—5—6，点 3—7，点 4—9 与点 4—8 用亚甲蓝画出切口线。用 15 号圆刀片沿画线切开皮肤层后，分别行两侧口轮匝肌与皮肤、黏膜锐性分离。非裂侧分离至人中切迹角角平分线，沿鼻小柱基部水平剪断非裂侧口轮匝肌的附着。裂侧则分离至鼻翼沟，沿鼻翼基脚水平剪断裂隙侧口轮匝肌

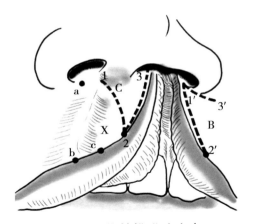

图 20-1　旋转推进法定点

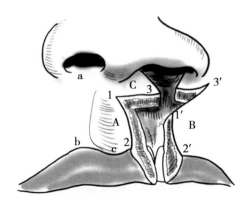

图 20-2　旋转推进法切开

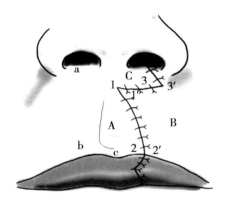

图 20-3　旋转推进法缝合

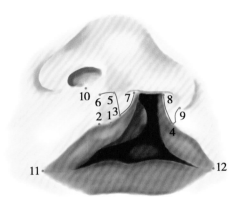

图 20-4　新旋转推进法定点

的附着（图 20-5）。

（3）缝合：将点 3—5—6 与点 3—7 切开形成的鼻小柱基部皮瓣向鼻腔内充分旋转，将点 4—9 与点 4—8 切开形成的鼻翼基部皮瓣向上旋转插入鼻小柱基部的空隙。将非裂侧口轮匝肌牵引旋转下降后，先使裂侧鼻翼基部肌瓣与对侧鼻小柱基部皮下肌肉组织缝合，将裂侧口轮匝肌瓣尖与前颌骨表面或前鼻嵴的骨膜缝合，然后从上至下使两侧口轮匝肌相对缝合至红唇缘。再缝合皮肤层时仍应缝合点 3 和 4 后，逆行向下至上进行缝合至鼻小柱基部（图 20-6）。

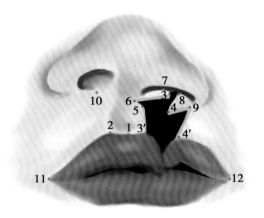

图 20-5　新旋转推进法切开

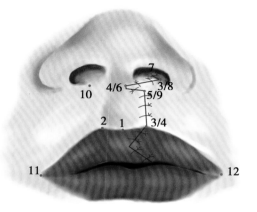

图 20-6　新旋转推进法缝合

（李　杨）

实验二十一　下颌支矢状骨劈开术

【目的和要求】

掌握常用正颌外科手术的适应证,熟悉下颌支矢状骨劈开术的手术方法和步骤。

【实验内容】

1. 复习常用正颌外科手术的适应证和手术方法。
2. 在猪下颌骨上示教下颌支矢状骨劈开术的手术方法和要点。
3. 同学在猪下颌骨上练习下颌支矢状骨劈开术。

【方法和步骤】

教师结合临床病例介绍常用正颌外科手术的适应证和手术方法,然后在猪下颌骨上示教下颌支矢状骨劈开术的手术方法和要点。同学根据示教,分组在猪下颌骨上练习下颌支矢状骨劈开术。

1. 下颌支矢状骨劈开术的适应证

（1）下颌发育不足导致的下颌后缩或Ⅱ类骨性错𬌗。

（2）下颌发育过度导致的下颌前突或Ⅲ类骨性错𬌗。

（3）非上颌原因造成的轻度开𬌗,可以采用该术式旋转下颌骨进行关闭。

2. 手术方法与步骤

（1）切开:起于下颌支前缘与上颌平面交点的下方,止于下颌第一磨牙龈颊沟偏颊侧 6mm 的斜向前下的切口。避免切口过于靠近上端,因其上部有颊动静脉横跨下颌支前缘。

（2）剥离:剥离少量颞肌附着确定水平骨切开处,做法是用"燕尾"形的下颌支牵开器沿下颌支前缘向上适当剥离,直至能用弯 Kocher 钳夹持住喙突根部,通常以上颌𬌗平面与喙突根部大致相同的高度作为水平骨切开的入路。使用小骨膜剥离器时要尽量小幅度操作,避免伤及下牙槽神经和血管,在下颌小舌和乙状切迹之间向后剥离直至看见下颌小舌或下牙槽神经血管束。

（3）水平骨切开：切开前应使用器械保护下牙槽神经血管束及其周围软组织，将大骨膜剥离器置于骨面与组织之间，然后用往复锯在下颌小舌上方约 3mm 处行水平骨切开，骨切口与下颌𬌗平面基本平行从下颌支前缘开始，止于下颌神经沟，越过下颌孔时注意躲避邻近组织，切口不宜过深仅切开骨密质即可（图 21-1）。

（4）矢状和垂直骨切开：先剥离使下颌支前缘和外斜线暴露。再用骨钻，从内侧水平骨切口前端开始，沿下颌支前缘和外斜线向下至第二磨牙颊侧下方，在此手术设计线上打孔。孔洞应整齐均匀，方便形成骨沟，骨沟深度应达到骨髓质。在骨沟末端向下切开骨密质至下颌骨下缘（图 21-2，图 21-3）。

（5）劈开下颌支：用 2~3 把骨刀分别插入矢状骨切口，交替锤击骨刀，使各个部位同步分离，适当调整骨刀方向将下颌骨内外侧骨板逐渐分开。禁止在一处全部分离后再分离另一处，避免造成薄弱处的骨折（图 21-4）。

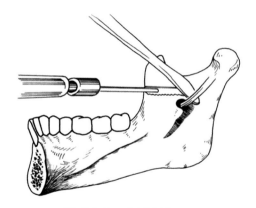

图 21-1　水平骨切开

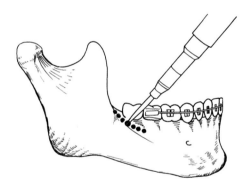

图 21-2　矢状骨切开

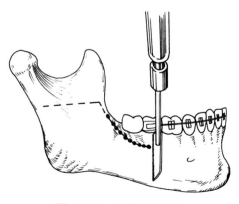

图 21-3　垂直骨切开

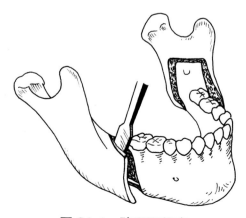

图 21-4　劈开下颌支

（6）远心骨段移动:将𬌗板戴入口中,以此为标准位置引导远心骨段移动到新的矫正位,并用钢丝或橡皮圈行颌间固定。如果用于矫正下颌前突,远心骨段后退时位置不足,此时还须截去一段近心骨段垂直骨切开处与远心骨段后退距离相当的骨密质(图 21-5)。

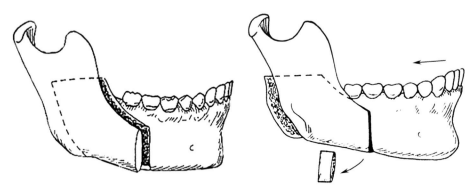

图 21-5　远心骨段移动近心骨段移动

（7）固定:可以使用双骨密质螺钉固定或钛板与单骨密质螺钉固定,无论何种固定方式均需避开下颌管(图 21-6)。

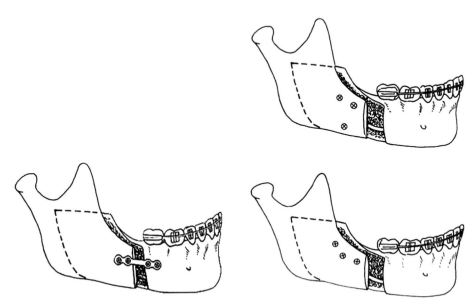

图 21-6　小钛板固定双皮质螺钉内固定

（叶　斌　刘　尧）

实验二十二　口腔颌面外科数字化技术

【目的和要求】

了解 CAD/CAM 技术、快速成型技术、手术导航技术及导板技术在协助口腔颌面外科手术中，对于制订方案和指导手术的辅助作用。

【实验内容】

1. 讲解和示教 CAD/CAM 技术设计和制作用于缺损修复重建的导板和赝复体的过程。

2. 讲解和示教快速成型技术制作三维立体模型、制订手术方案和模拟手术的过程。

3. 利用多媒体讲解手术导航技术、导板技术的应用。

【方法和步骤】

1. CAD/CAM 和快速成型技术　CAD/CAM 技术是计算机辅助设计和计算机辅助制造紧密结合、相互渗透的一项综合性应用技术。通过对患者进行 CT、MRI 检查，将采集到的数据以 DICOM 标准格式进行存储后导入计算机进行统一分析、加工、整理成几何模型，再抽取有关数据进行导板或赝复体的设计，最终通过数控加工技术制造出实体模型。

快速成型技术是近年来发展起来的一种高新技术，它摆脱了传统加工技术"原材料—切削加工—成品"的工艺流程，开创了无模具、刀具加工的先河，以高科技成型材料为主体，运用全新的薄层叠加的方法，实现了由点→线→面最终到立体结构的全新加工方式。

（1）利用螺旋 CT 扫描伴有颧骨和下颌骨缺损畸形的患者头部和腓骨，并将数据以 DICOM 格式存储，操作计算机读入数据进行图像处理。

（2）对于颧骨缺损的病例，利用 Mimics 等建模软件重建三维立体模型，并在模型上设计个性化颧骨修复体,精确重建颧骨外形及眶底形态,恢复眶容积(图22-1,图22-3);对于下颌骨缺损病例,进行同样的处理,精确重建下颌骨外形,恢复下颌骨功能(图22-2)。

(3)打印两个立体头模,一个根据原始数据直接打印(头模A),另一个在软件中对缺损处修复重建后打印(头模B)。

(4)利用数控机床制作该导板,并由教师在头模A上示教模拟手术。

(5)由CAD系统设计下颌骨赝复体,并通过CAM技术制作。由教师示教在头模A上模拟手术(图22-4)。

(6)检查制造的修复体与模型的匹配程度,符合要求的则用于手术辅助治疗。

(7)建议使用前给予低温高压等离子消毒。

2. 手术导航技术 手术导航技术是利用计算机系统提供三维空间的图像

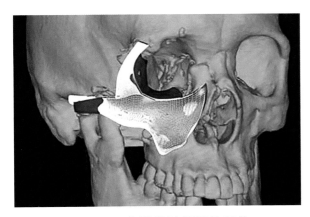

图22-1 虚拟设计颧骨修复体

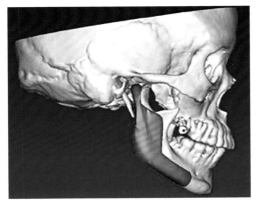

图22-2 虚拟设计下颌骨修复体

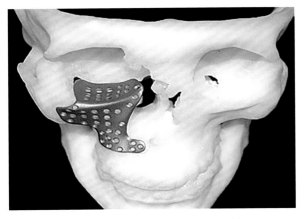

图22-3 3D打印颧骨修复体

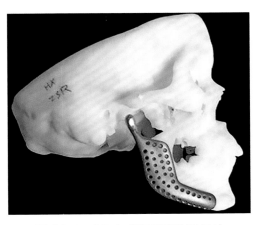

图22-4 3D打印下颌骨修复体

信息导航手术的技术。该技术目前广泛应用于颌面外科多种疾病的治疗,如:患者严重骨折同时能充分暴露骨折部位,缺乏解剖标志点的骨折复位;位置深在的异物的精确定位和取出,避免损伤神经血管;严格按照手术设计的切除范围,精确地切除肿瘤病灶等。手术导航技术避免了以往手术操作,依靠医师经验和手感操作随之带来的风险,提高了手术的安全性、可预见性和精确性。同时,手术导航技术也存在着一些不足亟待解决,导航设备的良莠不齐造成定位准确性不同和校对时间的长短不一;随着软组织牵拉和手术操作的进行造成组织结构位移,导航系统定位和实际位置出现偏差;导航软件和器械的成本过高及操作流程繁琐。诸多问题都限制着手术导航技术的开展和普及,但是这些问题随着数字化技术的广泛应用和经验积累都在逐渐被解决。而且随着计算机软件的开发和口腔医疗器械的不断完善,数字化外科技术终将成为未来外科手术的重要辅助手段。

（1）在三维立体模型上设计缺损修复方案,模拟病损切除、腓骨截骨及重建下颌骨(图 22-5)。

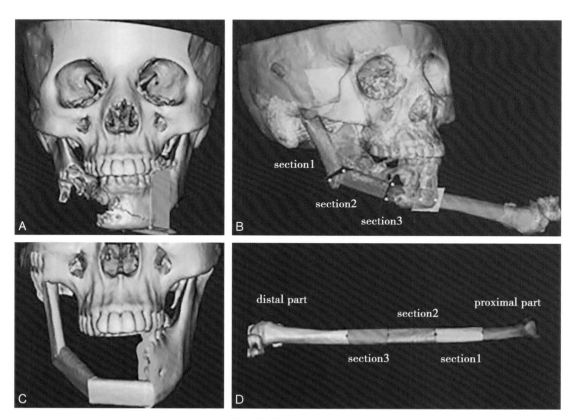

图 22-5　三维立体模型上设计缺损修复方案
A. 模拟病损切除　B、C. 重建下颌骨　D. 腓骨截骨

（2）3D打印头颅模型C,并在模型上预成型弯制下颌骨重建钛板,设计打孔位置,钻孔固定预成型板后取下。

（3）将数据模型A、D保存为STL格式数据,并导入导航设计系统,确定病损截骨线及腓骨截骨线位置(图22-6)。

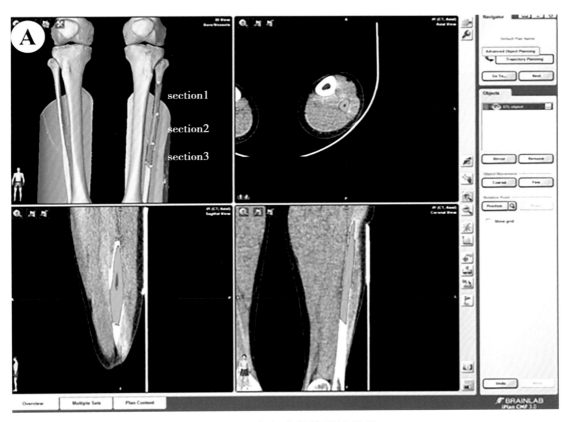

图22-6　确定腓骨截骨线位置

（4）打印模型A,教师示教在头模A上模拟下颌骨病损切除、腓骨的截开和固定以及下颌钛板的固定,完成下颌骨重建。

3. 导板技术

近年来颌面外科导板技术不仅局限于正颌外科手术,在复杂的颌面部骨折中也得到了广泛应用。将设计的导板数据模型通过3D打印技术,打印成实体树脂导板,术中利用导板引导骨折恢复正常解剖位置。导板技术在降低手术难度的同时,也弥补了传统骨折修复手术复位时无明显解剖标志时难以确定复位位置的不足,尤其是对于无牙颌和粉碎性骨折的患者,导板技术提供了一个计算机虚拟辅助技术向真实手术辅助技术的转化。

（1）软件运行：双击桌面上的 Mimics 图标，启动软件，左键点击左上角的"File"，在下拉菜单中点击"Open project"，在弹出的对话框里，单击"桌面"，选中"演示 -1.bin"，最后点击 open 打开计划（图 22-7）。

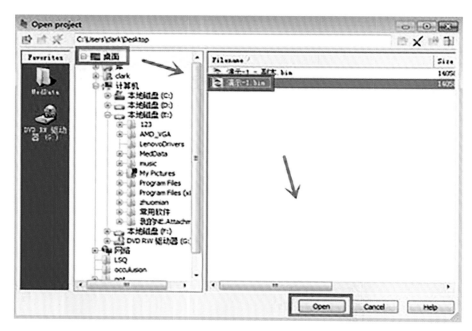

图 22-7　运行软件

（2）界面介绍（图 22-8）

1）主菜单栏：主要是各种功能按钮。

2）图像显示区域 A. 冠平位；B. 矢状位；C. 水平位；D. 综合显示。

3）数据列表：mask、3Dobject、STL 等数据列表及功能按钮。

（3）分割整个头颅模型：单击"Threshold"图标，弹出对话框中设定阈值（图 22-9）。

（4）分割感兴趣的部分：选中"Mask 列表"中的绿色 mask，单击"Edit Mask"，在弹出的对话框中选择"erease"，擦掉与颅骨相连的颈椎。然后单击"Region Growing（区域增长）"，点击上颌骨区域，在"Mask 列表"中可以看见新生成的 mask，然后点击"Calculate（三维重建）"按钮，重建模型（图 22-10）。

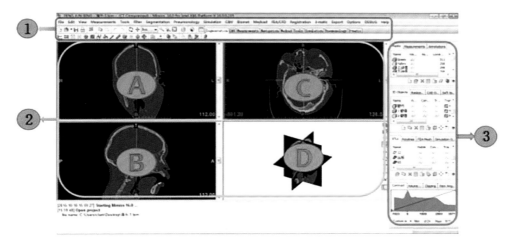

图 22-8　软件界面

①菜单栏;②视窗(A. 前视图;B. 侧视图;C. 轴视图;D. 三维图);③项目管理器。

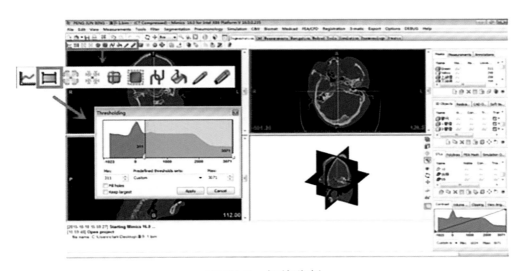

图 22-9　阈值分割

（5）模型处理:在"3Dobjects"点击原始模型后面的"小眼镜",再在"simulationobjects"列表中点击"sagittalplane"后面的"小眼镜",此时正中矢状面确定。然后选择"Simulation"模块中的"Mirror(镜像)"功能,在弹出的对话框中选择镜像对象"原始"和镜像平面"sagittalplane",然后点击 OK,生成镜像(图 22-11)。

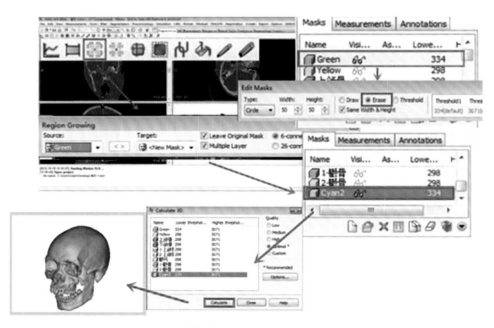

图 22-10　三维重建

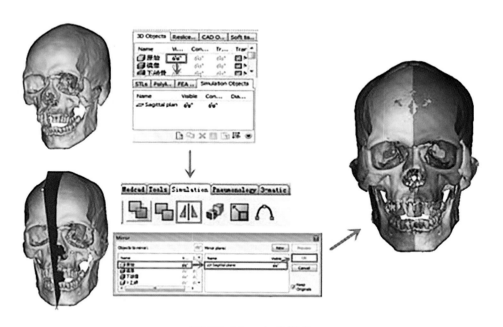

图 22-11　生成镜像

（6）复位骨折块：点击"2- 上颌骨"后面的"小眼镜"，显示分割的上颌骨块；使用"Move（平移）"和"Rotate（旋转）"功能，移动上颌骨块到镜像位置（图 22-12）。

（7）设计手术导板，并利用快速成型技术制作导板（图 22-13）。

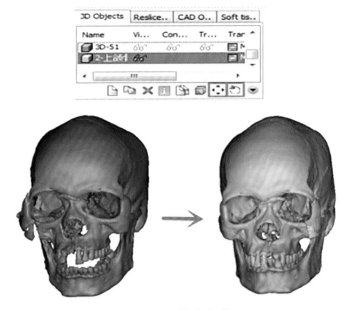

图 22-12　镜像复位

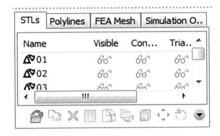

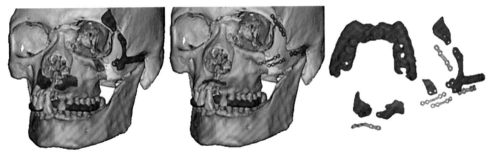

图 22-13　制作手术导板

（叶　斌　刘　尧）

实验二十三　显微外科及血管吻合技术

【目的和要求】

了解显微外科在口腔颌面外科的发展历史,了解显微外科的基本内容,了解血管吻合技术的基本要求。

【实验内容】

1. 显微外科的临床意义。
2. 血管吻合技术的技术要点。
3. 学生在鸡腿上模拟血管吻合技术。

【实验用品】

显微显像系统、11 号手术刀片、显微器械一套、8-0 尼龙缝线、医用纱布、新鲜鸡腿(图 23-1)。

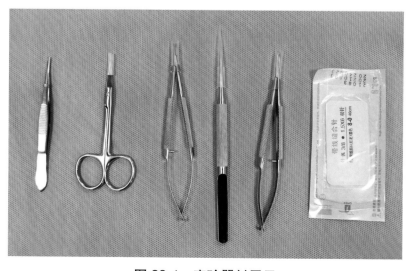

图 23-1　实验器材展示

【理论知识】

显微外科是研究利用光学放大设备和显微外科器材,进行精细手术的学科。其中最重要的条件是利用光学放大设备手术。从广义来说,显微外科不是某个专科所独有,而是手术学科各个专业都可采用的一门外科技术,甚至可以从该专业分出专门的分支学科。

一种血管吻合技术的介绍(二定点间断缝合法):将血管两端的血管夹拉近,使血管对端靠拢后,上、下各作一定点缝合,每针均应自血管内向外穿出,以免将残留外膜带入血管内而形成血栓。两针同时在血管外侧结扎。结扎时力求轻柔、稳定,慎勿撕裂管壁。然后,在二定点线之间再缝一针,随即根据血管口径大小适当加针。一般针距和边距各为 0.5~1mm,对小血管则各为 0.3~0.5mm。前壁缝毕后,将两端血管夹向上翻转,按上法缝合血管后壁。缝合过程中,随时以平头针伸入管腔,用肝素液冲洗。在缝合最后一针时,再度检视管腔,轻轻冲洗,以免凝血块留在里面。后壁缝毕后,转回血管夹,使血管恢复正常位置。如血管较粗,可作二定点外翻褥式缝合,使内膜外翻更为满意。

【方法和步骤】

(1)显微镜的适应证:学习并调整如下位置:显微镜安放位置与医师所坐位置、光源与视野的调整、瞳距的调整、显微镜的粗调与细调、立体感的建立以及视野的适应证。

(2)显微镜下使用器械的掌握,使用技巧与手法要求稳定、准确以及轻巧(图 23-2)。

(3)橡皮片缝合训练:将 1×1cm 大小橡皮片固定于操作台上进行缝合。要求:采用 8-0 尼龙缝线,针距边缘匀称,避免过疏过密;动作轻巧,用力适度,缝针无变形,缝线无断裂;每次打结线头长度恒定;熟悉显微镜下操作打结步骤。

(4)实验动物模型训练:可先行鸡腿股动脉解剖,暴露分离股动脉,找到血管后,切断血管制备模型。修剪血管外膜,用 8-0 尼龙缝线行端端吻合(图 23-3)。

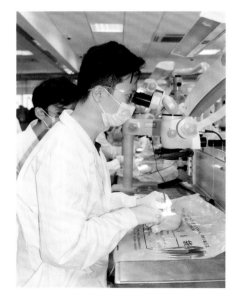

图 23-2　医师坐姿和显微镜位置展示

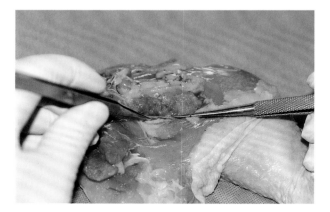

图 23-3　实验动物模型训练展示

（谢蟪旭　高　宁）

病案讨论

一、颌面部囊性病变

案例 1

患者,男,25 岁,银行职员。

主诉:上颌前牙外伤后 2 年,对应之前庭沟膨隆约 3 个月。

现病史:约 2 年前,患者在运动时不慎将上颌右侧"门牙"碰伤,致使该牙牙冠部分脱落。伤后于私人的口腔诊所将折断牙冠的边缘进行简单的调磨,未做进一步的治疗。此后该牙出现明显的遇冷遇热不适症状,亦未引起重视。约 3 个月前,发现该牙对应之前庭沟部位出现明显的膨隆,咬合时该牙根尖区感觉酸胀无力,未作任何治疗。现前来我院求治。

既往史:否认全身系统性疾病。

检查:13~23 牙冠完整,冷热诊(−),无松动,叩诊根尖区明显不适。12 远中至 21 近中前庭沟膨隆,黏膜表面不红,触诊有明显的乒乓球样感,对应之腭侧黏膜未见明显异常,牙冠色泽正常(图 24-1A)。

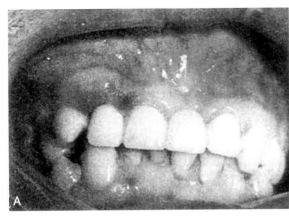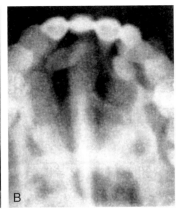

图 24-1　前庭沟膨隆、X 线片前牙区低密度影
A.患者口内照片　B.患者 X 线检查图像

36DO 有部分白色充填物,冷诊(−),叩诊(−),牙龈未见窦道。

咬合片提示:12—21 区域上颌骨内可见明显的椭圆形低密度影像,边缘清晰锐利,周围可见明确的骨白线,11 根尖部有一牙形态的高密度影(图 24-1B)。

X 线片示:36 根管充填好,根尖无异常,牙冠近中有部分高密度影,远中低密度影(图 24-2)。

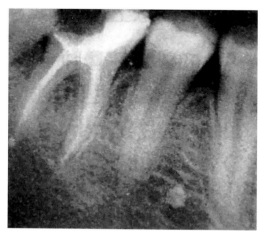

图 24-2　根尖 X 线片

病例分析

1. 主诉疾病的诊断和诊断依据。

2. 非主诉疾病的诊断、诊断依据和鉴别诊断。

3. 主诉疾病的治疗原则。

4. 全口其他疾病的治疗设计。

病例答案

1. 诊断

(1)主诉疾病的诊断:11 含牙囊肿。

(2)非主诉疾病的诊断:36 牙冠缺损。

2. 主诉疾病的诊断和诊断依据

(1)病史:上颌前牙外伤后 2 年,对应之前庭沟膨隆 3 个月。

(2)检查:①11 牙冠远中切角缺损,色泽灰暗无光泽,叩诊根尖区明显不适,冷热诊(−),松动Ⅰ度;②12 远中至 21 近中前庭沟膨隆,表面黏膜色正常,触诊有明显的乒乓球样感,对应之腭侧黏膜未见明显异常;③12、21 不松动,牙冠色泽正常。

（3）咬合片提示：12 至 21 区域上颌骨内可见明显的椭圆形低密度影像，边缘清晰锐利，周围可见明确的骨白线，11 根尖部有一牙形态的高密度影像。

3. 非主诉疾病的诊断依据

（1）36DO 有部分白色充填物，冷诊（−），叩诊（−），牙龈未见窦道。

（2）X 线片示 36 根管充填好，根尖无异常，牙冠近中有部分高密度影，远中低密度影。

4. 主诉疾病的鉴别诊断　与鼻腭囊肿和正中囊肿鉴别：

（1）鼻腭囊肿：①鼻腭管（切牙管）囊肿来源于切牙管内的鼻腭导管上皮剩余，可表现为切牙管囊肿和龈乳头囊肿，前者发生于骨内，后者则完全位于切牙乳头的软组织内；②这组囊肿约占所有非牙源性囊肿的 73%，为最常见的非牙源性囊肿；③X 线片显示切牙管扩大的阴影。

（2）正中囊肿：①位于切牙孔之后，腭中缝的任何位置；②X 线表现为腭缝间边界清晰的圆形阴影。

5. 主诉疾病的治疗计划

（1）11 根管治疗术。

（2）11 根尖周囊肿摘除术。

6. 全口其他疾病的治疗设计　36 桩核冠修复。

病例得分与失分要点

1. 关于主诉疾病诊断失分要点

（1）诊断不准确：如答颌骨囊肿，上颌根尖周囊肿均不是十分准确，一定要将病变部位，囊肿类型描述出来。

（2）诊断错误：若回答根尖肉芽肿、脓肿等。

2. 关于主诉疾病诊断依据失分要点

（1）病史：2 年前牙外伤史，未经正规治疗；继之冷热刺激性疼痛病史；前庭沟膨隆 3 个月，患牙咬合根尖不适，无明显其他症状。

（2）检查：11 色泽变化，松动，叩诊不适，唇侧膨隆乒乓球样感。

（3）X 线片示：椭圆形低密度影像，边缘清晰锐利，明确的骨白线，11 根尖位于其中，未见明显的骨吸收表现。

3. 关于主诉疾病鉴别诊断失分要点

（1）X 线片示：颌骨内典型的囊肿样影像。

（2）以 11 根尖为中心，未见明显的吸收表现。周围牙齿无明显移位，切牙孔未见扩大。

4. 关于主诉疾病治疗计划失分要点

（1）治疗计划不全面：如仅进行根尖周囊肿摘除而忘记进行 11 根管治疗或者仅进行根管治疗。

（2）囊肿影像跨越 3 个牙位，直径肯定大于 3cm，不是单纯根管治疗指征。

5. 非主诉疾病的诊断不规范，如答"充填物脱落"；治疗计划仅作充填术是不完整的，应考虑抗力形和固位形。

案例 2

患者，女，25 岁，自由职业者。

主诉：下颌前庭沟膨隆约 3 个月。

现病史：三个月前发现下颌前庭沟膨隆，无疼痛麻木等不适，于重庆医科大学口腔医院行"包块切取活检术"，术后病理检查回示：促结缔组织增生型成釉细胞瘤。为求进一步诊治，半个月前就诊于我院颌面外科门诊，以"下颌骨成釉细胞瘤"收住我科。

既往史：否认全身系统性疾病。

检查：33—43 牙冠完整，冷热诊（－），无松动，叩诊根尖区明显不适。32 远中至 33 近中前庭沟膨隆，黏膜表面不红，触诊有明显的乒乓球样感，对应之腭侧黏膜未见明显异常，牙冠色泽正常（图 24-3，图 24-4）。

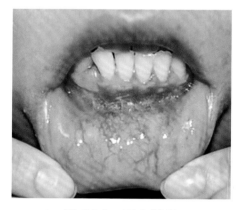
图 24-3　口内情况

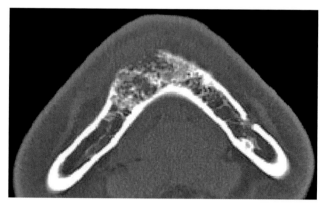
图 24-4　CBCT 提示病损破坏范围

病例分析

1. 主诉疾病的诊断和诊断依据。

2. 非主诉疾病的诊断、诊断依据和鉴别诊断。

3. 主诉疾病的治疗原则。

4. 全口其他疾病的治疗设计。

病例答案

1. 诊断：成釉细胞瘤（病理诊断，无需鉴别）。

2. 治疗方案：数字化导航下下颌骨节段切除术＋左血管化腓骨瓣游离移植术（图 24-5~图 24-7）。

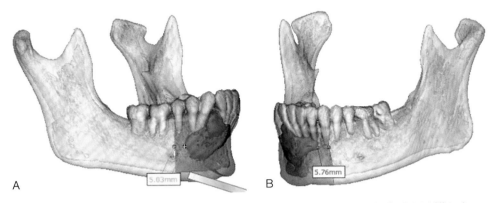

图 24-5　双侧截骨线与病变均保持 5mm 以上距离，保证安全边界（模拟）
A. 右侧虚拟截骨线　B. 左侧虚拟截骨线

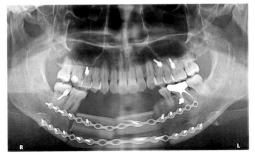

图 24-6　术后全景片示：植骨固位良好，牙槽嵴高度恢复可

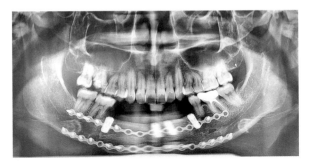

图 24-7　术后一年完善种植修复

（谢巘旭　高　宁）

二、口腔癌

案例 1

患者，男，58 岁，教师。

主诉：舌右侧缘溃疡 6 个月，快速增大、疼痛 2 个月。

现病史：约 6 个月前，患者舌右侧缘与下颌牙齿残根对应部位出现约 0.5cm

直径的溃烂面,无明显的不适,仅进食吞咽时有轻微的疼痛,未重视。于校医院就诊,考虑口腔溃疡,调磨右下颌舌侧牙尖,同时给予西瓜霜等药,溃疡面仍未愈合。2个月前,溃疡面迅速扩大,同时出现明显的自发性疼痛症状,进行抗生素静脉点滴(具体药品剂量不详)无明显疗效,为求进一步治疗前来我院就诊。

检查:舌右侧缘病损,大小约2.5cm×3.0cm,未越过舌中线(图24-8)。溃疡中心凸起,边缘隆起外翻,表面污秽,轻微异味。触诊溃疡基底浸润明显,质地硬,触痛明显。伸舌无偏斜。右侧下颌下区可触及一枚肿大淋巴结,质地韧,动度尚可,压痛不明显。

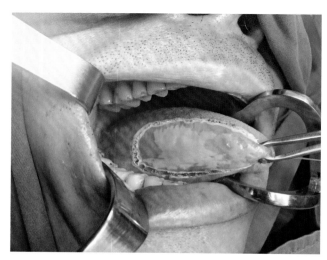

图 24-8　舌右侧缘病损

既往史:否认各种系统性疾病史。

全口牙龈色泽基本正常,牙龈及龈乳头退缩2~4mm,外展隙大,机械刺激牙颈部敏感,冷诊(-),牙无松动。

病例分析

1. 主诉疾病的诊断和诊断依据。

2. 非主诉疾病的诊断和诊断依据。

3. 主诉疾病的治疗原则。

4. 全口其他疾病的治疗设计。

病例答案

1. 诊断

(1)主诉诊断:舌右侧缘恶性肿瘤(鳞状细胞癌?)。

（2）非主诉疾病的诊断：牙龈退缩并发牙本质过敏症。

2. 主诉疾病的诊断依据

（1）病史：舌右侧缘溃疡6个月，快速增大疼痛2个月。抗感染治疗无效。

（2）检查：舌右侧缘病损，大小约2.5cm×3.0cm，未越过舌中线。溃疡中心凸起，边缘隆起外翻，表面污秽，轻微异味。触诊溃疡基底浸润明显，质地硬，触痛明显。

3. 非主诉疾病的诊断依据

牙龈及龈乳头退缩2~4mm，外展隙大，机械刺激牙颈部敏感，冷诊（－），牙无松动。

4. 主诉疾病的鉴别诊断创伤性溃疡

①去除刺激很快愈合；②溃疡边缘无隆起外翻，无组织坏死，无疼痛；③质地软。

5. 主诉疾病的治疗计划

（1）溃疡局部病理冰冻切除活检证实诊断。

（2）舌右侧缘恶性肿瘤局灶扩大切除术＋游离皮片植入修复（图24-9）＋右侧颈淋巴清扫术。

病例得分与失分要点

1. 主诉疾病

（1）关于诊断的失分要点：①诊断不准确：如答舌包块待查，溃疡待查均不是十分准确，一定要将病变部位，疾病性质明确；②诊断错误：如答舌创伤性溃疡，良性溃疡等。

（2）关于诊断依据失分要点：主要在病史和检查方面叙述不完整，如：①病史：舌右侧缘溃疡6个月，快速增大，疼痛2个月，抗感染治疗无效；②检查：舌右侧缘病损，大小约2.5cm×3.0cm，未越过舌中线。溃疡中心凸起，边缘隆起外翻，表面污秽，轻微异味。触诊溃疡基底浸润明显，质地硬，触痛明显。伸舌无偏斜。

（3）关于鉴别诊断失分要点：①病史：经久不愈的组织溃疡，抗感染治疗无效，快速的生长病史，疼痛等功能障碍；去除局部不良的刺激后溃疡无愈合表现，反而出现快速生长，因此不考虑创伤性溃疡。②检查结果：溃疡基底浸润，因此排除各种良性溃疡的可能。

（4）只考虑手术治疗，遗忘了颈部转移灶处理，以及术后化疗和放疗。

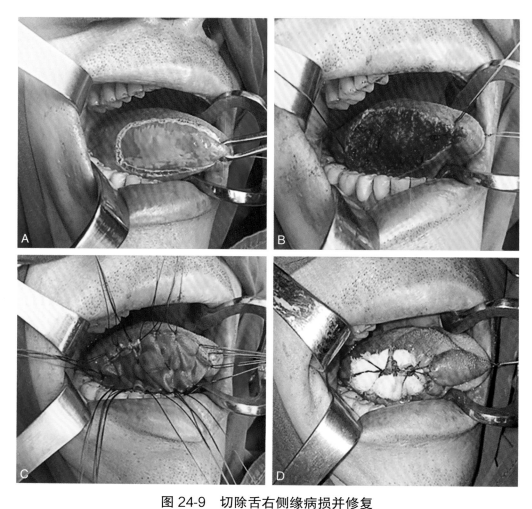

图 24-9 切除舌右侧缘病损并修复
A.确定切缘范围　B.切除病损后缺损情况　C.制备游离皮片修复缝合反包扎线　D.完成反包扎

案例 2

患者,男,63 岁,教师。

主诉:左颊包块伴疼痛半年,左面部溃烂 3 个月。

现病史:半年前发现左颊一"黄豆"大小包块,稍有疼痛,未予重视,后包块逐渐增大,5 个月前于贵州大学医学院附属口腔医院行切取活检示:鳞状细胞癌。建议手术,患者拒绝并自行服用中药,症状无改善,包块继续增大,三个月前左面部肿胀,表面皮肤破溃流脓,半个月前出现张口受限、吞咽不适,影响进食。一周前就诊于我院全科门诊,以"左面颊部 SCC(T4N0M0)"收住我科。患者自患病以来,饮食睡眠欠佳,半年内体重下降 6kg。

既往史:否认各种系统性疾病史。

检查:面型不对称,左面颊部可见一大小约 3×3cm 不规则包块(图 24-10),中央凹陷溃烂,界不清,表面见分泌物,周围皮肤充血,触痛明显,张口度一指,口内见左颊中后份一大小约 3cm×4cm 溃烂面(图 24-11),边缘隆起,界不清,后至磨牙后区,下份累及颊侧牙龈,质中,触之疼痛易出血,基底明显浸润,与颊部皮肤粘连,36、37 牙Ⅲ度松动,双侧颈部未触及明显肿大淋巴结。全口牙龈色泽基本正常,牙龈及龈乳头退缩 2~4mm,外展隙大,机械刺激牙颈部敏感,冷诊(−),牙无松动。

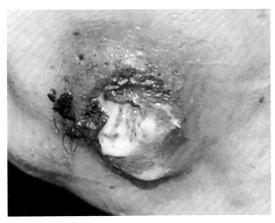

图 24-10 口外面颊部可见一大小约 3cm×3cm 不规则包块

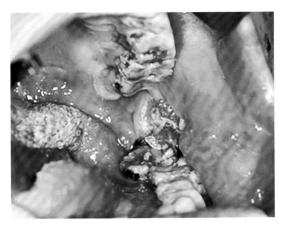

图 24-11 口内见左颊中后份一大小约 3cm×4cm 溃烂面

辅助检查:增强 CT 提升:患者左颊部软组织肿块形成,增强后明显不均匀强化,累及翼颌间隙,破坏升支、下颌骨体及上颌牙槽突,肿块侵犯并突破面部皮肤(图 24-12)。

病例分析

1. 主诉疾病的诊断和诊断依据。

2. 非主诉疾病的诊断和诊断依据。

3. 主诉疾病的治疗原则。

4. 全口其他疾病的治疗设计。

诊断:左颊鳞状细胞癌(病理诊断,无需鉴别)

治疗:手术方案:左颊鳞癌扩大切除术 + 左下颌骨半侧切除术 + 左上颌骨部分切除术 + 左颈淋巴清扫术 + 右血管化股前外侧双叶皮瓣游离移植术。建议患者术后配合放化疗(图 24-13~图 24-16)。

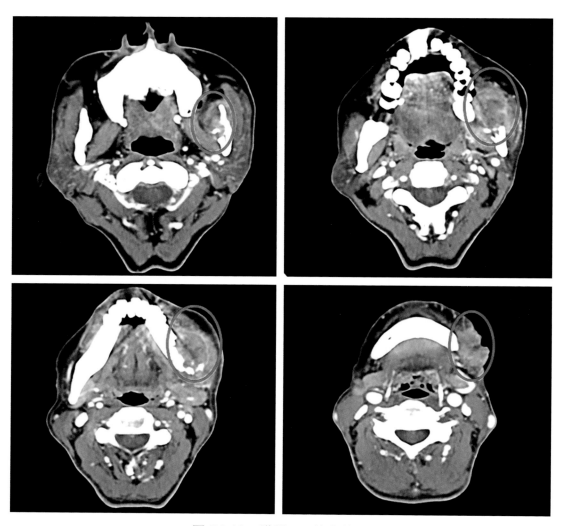

图 24-12　增强 CT 检查结果

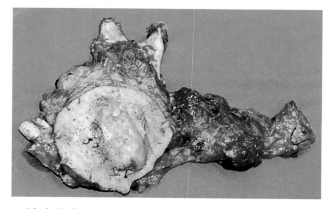

图 24-13　鳞癌病变周围边界均保持 1.5mm 以上距离，保证安全边界

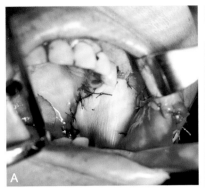
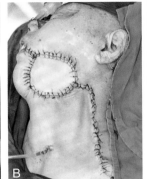
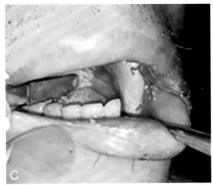
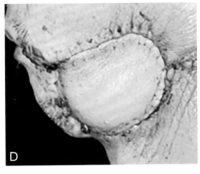

图 24-14　术中术后颊癌切除缺损修复
A. 术后即刻皮瓣修复口内缺损　B. 术后即刻皮瓣修复口外缺损　C. 术后拆线后口内皮瓣情况　D. 术后拆线后口外皮瓣情况

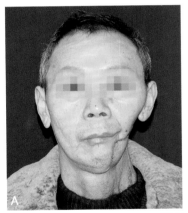
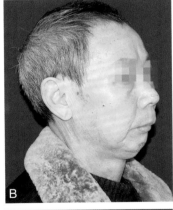
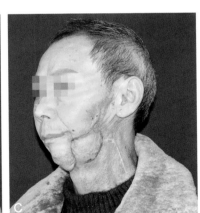
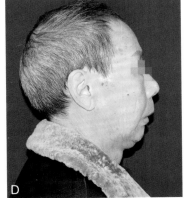
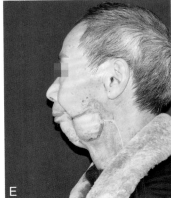

图 24-15　术后 2 年患者口外情况
A. 术后 2 年患者正面照　B. 术后 2 年患者右侧 45°照　C. 术后 2 年患者左侧 45°照　D. 术后 2 年患者右侧面照　E. 术后 2 年患者左侧面照

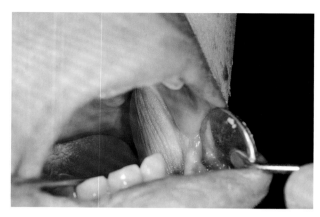

图 24-16　术后 2 年患者口内情况

（谢蟪旭　夏　辉）

三、三叉神经痛

案例 1

患者,女性,55 岁。

主诉:右面部发作性疼痛 3 年。

现病史:3 年前,患者不明原因出现右面部眶下区剧烈性疼痛,呈刀割样或针刺样,每次发作持续数十秒,每日发作数次,说话、刷牙、进食等均可诱发疼痛发作,间歇期无任何症状,不伴有头昏、头痛。在院外诊断为"三叉神经痛",给予卡马西平 0.1g,3 次/d,疼痛明显缓解或消失,在服药后 1 个月左右,复查血常规显示白细胞计数减少,遂停用卡马西平。

检查:患者痛苦面容,右手护面,右面部无感觉异常,右鼻唇沟有明确的扳机点,角膜反射正常。

病例分析

1. 诊断与鉴别诊断

2. 治疗方式

病例答案

1. 诊断:右侧原发性三叉神经痛。

诊断依据:①疼痛部位:右面部眶下区;②疼痛性质:剧烈疼痛,刀割样或针刺样,每次发作持续数十秒,每日发作数次,间歇期无任何症状;③诱发因素:说话、刷牙、进食等;④右鼻唇沟可查及扳机点;⑤右面部无感觉异常,角膜反射正常。

2. 鉴别诊断

（1）不典型面痛：一般分界不清，疼痛常为持续性，程度较轻，伴面部出汗、潮红等，可行蝶腭神经阻滞。

（2）舌咽神经痛：舌咽神经痛是舌咽神经支配区反复发作性剧痛的疾病，属特发性神经痛的一种。①疼痛部位：耳深部、耳下后部、咽喉部、舌根部等，以中耳深部痛最多；②疼痛特点：发作性疼痛，为针刺样、电击样疼痛，可有夜间痛；③扳机点：舌根部、腭、扁桃体、咽部，多见于吞咽食物时痛，且在咀嚼动作时痛；④伴随症状：发作时有唾液和泪腺分泌、发汗等；⑤局麻药咽部、舌根部喷雾或涂抹有效。

3. 治疗

（1）药物治疗：该患者在服用卡马西平治疗过程中出现明显的白细胞数下降，停用后白细胞数恢复正常，以后改用苯妥英钠无此副作用。卡马西平常作为三叉神经痛首选药物，但它有明显的骨髓抑制、药物性肝炎以及发生过敏反应等副作用，故在治疗过程中必须密切监测血常规和肝功能。如出现上述副作用应减量或停用，改用其他药物或下述方法。

（2）封闭治疗：可用 1%~2% 普鲁卡因（可加入维生素 B_{12}），行眶下神经主干封闭。

（3）理疗：选用维生素 B_1、维生素 B_{12} 及普鲁卡因，用离子导入法将药物导入到疼痛部位或穴位。

（4）注射疗法：无水乙醇或 95% 乙醇或纯消毒甘油行眶下神经干或半月神经节注射。

（5）针刺疗法：选择邻近神经干的穴位。

（6）冷冻、激光等方法：近年来有的学者采用冷冻、激光等方法治疗三叉神经痛，获一定疗效。

（7）手术疗法：可行眶下神经撕脱术。

（8）半月神经节射频温控热凝术。

（杨波　曾维）

四、颌面部间隙感染

案例 1

患者，男，20 岁，学生。

主诉：左侧下颌后牙疼痛 3 天伴左侧下颌下肿胀 1 天余。

现病史:约 3 天前患者左侧下颌后牙出现疼痛,1 天前左侧下颌下出现肿胀,并伴有剧烈疼痛,口服消炎药无明显缓解。自述有发热病史。

既往史:既往体健,否认系统病史。

检查:左侧下颌下区丰满,下颌下三角区肿胀,下颌骨下缘轮廓消失,皮肤紧张、压痛,按压有凹陷性水肿。左侧下颌下可触及一边界清楚的肿大淋巴结,压痛。张口度约 1 横指,口内 38 部分萌出,远中龈瓣覆盖,周围牙龈红肿,龈沟内可见少量黏稠液体流出。

病例分析

1. 主诉疾病的诊断和诊断依据。

2. 非主诉疾病的诊断和诊断依据。

3. 主诉疾病的治疗原则。

4. 全口其他疾病的治疗设计。

病例答案

1. 诊断

(1)主诉疾病的诊断:38 智齿冠周炎;左侧下颌下间隙感染。

(2)非主诉疾病的诊断:牙釉质发育不全。

2. 主诉疾病的诊断依据

(1)病史:先出现左侧下颌后牙疼痛,后出现左侧下颌下肿胀。

(2)检查:下颌下三角区肿胀,下颌骨下缘轮廓消失,皮肤紧张、压痛,按压有凹陷性水肿,为典型的下颌下间隙感染症状,口内可检查到病灶牙。

3. 非主诉疾病的诊断依据 13—23、33—43 牙冠表面有带状牙釉质缺损区,呈棕黄色。

4. 主诉疾病的鉴别诊断

(1)化脓性淋巴结炎:脓肿局限于一个或多个淋巴结内,皮肤表面无明显凹陷性水肿。

(2)储留性下颌下腺炎:一般无牙痛病史,皮肤表面无明显凹陷性水肿。

5. 主诉疾病的治疗原则

(1)抗感染治疗。

(2)脓肿切开引流。

(3)局部冲洗。

(4)全身症状明显者行支持疗法。

6. 全口其他疾病的治疗设计 光敏复合树脂修复。

得分与失分要点

1. 主诉疾病

（1）关于诊断的失分要点：①诊断不完整：如诊断答间隙感染是不准确的，一定要把哪个间隙描述出来，并且要将38智齿冠周炎和左侧下颌下间隙感染同时诊断出来；②诊断错误：如诊断为牙源性感染等。

（2）关于诊断依据的失分要点：①病史：首先出现牙痛，后出现下颌下肿胀及疼痛；②检查：可见典型的下颌下间隙感染表现，并可在口内找到病灶牙。

（3）关于鉴别诊断的答题失分要点：①仅与化脓性淋巴结炎鉴别，没有与储留性下颌下腺炎鉴别；②鉴别点不准确也不完整。

（4）关于治疗设计的答题失分要点：治疗设计不规范：如只答脓肿切开引流，而未答抗感染治疗等。

2. 非主诉疾病有诊断牙体缺损是错误的；有的要做烤瓷冠，将会损伤太多的牙齿组织。

（杨 波 曾 维）

五、口腔颌面部创伤

案例 1

患者，男，23岁，无业。

主诉：左面部刀砍伤3小时。

现病史：3小时前，患者与人发生争执后被人用"西瓜刀"砍伤左侧面部，出血明显，急就诊于附近诊所，行简单绷带包扎止血后，来我院就诊。伤后患者无昏迷，无恶心呕吐等，现一般情况可。

既往史：既往体健，否认系统性疾病史，否认药物过敏史。

检查：左侧颧弓中分纵行向下达下颌骨下缘处可见一约 20cm×3cm 伤口，创缘齐，深达腮腺，无活动性出血，左侧鼻唇沟变浅，左侧眼睑闭合功能障碍。双侧耳前区无压痛，关节动度一致，开口型及开口度正常。口内见，咬合关系正常，左侧腮腺导管口无分泌物，右侧腮腺导管口分泌正常。

病例分析

1. 诊断。

2. 诊断依据。

3. 鉴别诊断。

4. 治疗设计。

病例答案

1. 诊断

（1）面部左侧割伤。

（2）左侧面神经损伤（颧支、颊支）。

（3）左侧腮腺导管损伤。

2. 诊断依据

（1）病史：3 小时前，患者被人用"西瓜刀"砍伤左侧面部。

（2）检查：①左侧颧弓中分纵行向下达下颌骨下缘处可见一约 20cm × 3cm 伤口，创缘齐；②左侧鼻唇沟变浅，左侧眼睑闭合功能障碍；③深达腮腺，左侧腮腺导管无分泌。

3. 鉴别诊断

（1）与刺伤、挫伤、擦伤、撕裂、撕脱伤鉴别：创缘是否整齐，裂开程度、深度和与邻近窦腔的关系全面考虑。

（2）与面神经下颌缘支、颞支损伤鉴别：仔细检查面神经下颌缘支、颞支支配部位的功能。

4. 治疗设计

（1）急诊全麻下清创缝合。

（2）左侧面神经颧支、颊支显微外科吻合。

（3）左侧腮腺导管吻合。

得分与失分要点

1. 关于诊断失分要点

（1）诊断不完整：诊断中未描述部位，如诊断 1 割伤，诊断 2 面神经损伤。

（2）诊断错误：如诊断 1 为刺伤、撕裂伤、撕脱伤等。

（3）答案不全：如只有答案 1，而无答案 2 和/或答案 3。

2. 关于诊断依据的失分要点　在回答问题时应注意条理性，按病史、症状、检查等逐一回答。

（1）病史：忽略刀砍伤的病史。

（2）检查：遗漏面神经功能及腮腺导管功能的检查。

3. 关于鉴别诊断的失分要点

（1）病变混淆：不熟悉相关软组织损伤的一般特点。

（2）不熟悉相关面神经分支损伤后的不同表现。

4. 关于治疗设计的答题失分要点

（1）麻醉方式的选择不当。

（2）治疗设计不全面：如仅回答了清创缝合，而忘了神经及导管吻合。

案例 2

患者，男，22 岁，大学生。

主诉：右面部外伤后咬合不适 2 小时。

现病史：2 小时前，患者打篮球时不慎被同学肘部从侧面击中右侧面部，自觉局部疼痛明显，上下颌牙咬合不适，遂来我院就诊。伤后患者无昏迷，无恶心呕吐等，现一般情况可。

既往史：既往体健，否认系统性疾病史，否认药物过敏史。

检查：面部左右不对称，右侧下颌角区肿胀，压痛明显，双侧耳前区无压痛，关节动度基本一致，开口度约两横指，开口型正常。口内见，咬合关系紊乱，右侧后牙区早接触，左侧后牙区开𬌗，48 颊侧前庭沟压痛，可触及骨台阶，未触及明显异常动度。

全景片示：48 斜向后下达右侧下颌角可见骨质不连续影像。

病例分析

1. 诊断。

2. 诊断依据。

3. 鉴别诊断。

4. 治疗设计。

病例答案

1. 诊断：右侧下颌角骨折。

2. 诊断依据

（1）病史：2 小时前，患者打篮球时不慎被同学肘部从侧面击中右侧面部，自觉局部疼痛明显，上下颌牙咬合不适。

（2）检查：①右侧下颌角区肿胀，压痛明显，咬合关系紊乱，右侧后牙区早接触，左侧后牙区开𬌗；②48 颊侧前庭沟压痛，张口受限；③可触及骨台阶。

3. 鉴别诊断

（1）髁突骨折。

（2）颏孔区骨折。

（3）正中联合骨折。

4. 治疗设计

（1）颌间牵引保守治疗。

（2）手术切开复位内固定治疗。

以上两种方案需告知患者,说明各自优缺点,由医患双方商讨决定。

得分与失分要点

1. 关于诊断失分要点

（1）诊断不完整:诊断中未描述部位,如诊断为颌骨骨折。

（2）诊断错误:如诊断为髁突骨折。

2. 关于诊断依据的失分要点　在回答问题时应注意条理性,按病史、症状、检查等逐一回答。

（1）病史:被人肘部击中面部致外伤的病史。

（2）检查:下颌角骨折的相关体征。

3. 关于鉴别诊断的失分要点　骨折部位混淆:不熟悉不同部位下颌骨骨折的具体临床表现。

4. 关于治疗设计的答题失分要点　保守治疗及手术治疗任一方法的遗漏。

案例3

患者,男,40岁,农民。

主诉:面部车祸伤5小时。

现病史:5小时前,患者骑摩托车与迎面驶来的"蹦蹦车"相撞,面部着地致外伤,自行站起后,自觉面中份及上颌前牙区疼痛明显,无法咬合,就诊于"×镇医院",行相关检查排除四肢、颅脑及腹部脏器伤,未作其他特殊处理,转来我院就诊。伤后患者无昏迷,无恶心呕吐。

既往史:既往体健,否认系统性疾病史,否认药物过敏史。

检查:神志清,精神差,查体合作,步入病房。双眼活动自如,双侧瞳孔等大等圆,对光反射灵敏。面部左右基本对称,眼眶外形轮廓连续,颧面部无塌陷。上唇肿胀明显,黏膜下可见淤血,压痛明显。开口型及开口度正常。口内见,咬合关系错乱,前牙反𬌗,双侧后牙早接触,12—22舌倾,龈沟渗血明显,松动Ⅲ度,叩痛(Ⅱ),牙龈尚可。双侧上颌后牙区前庭沟肿胀明显,压痛,可触及上颌牙槽突整体动度。下颌骨未见明显异常。鼻腔及外耳道无溢液。

全景片示:梨状孔下缘水平向后经牙槽突上方达上颌翼突缝可见线状低密度影像,12—22牙周膜间隙明显增宽,余未见明显异常。

病例分析

1. 诊断。

2. 诊断依据。

3. 鉴别诊断。

4. 治疗设计。

病例答案

1. 诊断

（1）上颌骨骨折（Le Fort Ⅰ型）。

（2）上颌前牙牙外伤。

（3）上唇挫伤。

2. 诊断依据

（1）病史：5小时前，患者骑摩托车与迎面驶来的"蹦蹦车"相撞，面部着地致外伤，自行站起后，自觉面中份及上颌前牙区疼痛明显，无法咬合。

（2）检查：上唇肿胀明显，黏膜下可见淤血，压痛明显。口内可见咬合关系错乱，前牙反𬌗，双侧后牙早接触，双侧上颌后牙区前庭沟肿胀明显，压痛，可触及上颌牙槽突整体动度。12—22舌倾，龈沟渗血明显，松动Ⅲ度，叩痛（++）。

全景片示：梨状孔下缘水平向后经牙槽突上方达上颌翼突缝可见线状低密度影像，12—22牙周膜间隙明显增宽。

3. 鉴别诊断

（1）与颅脑损伤鉴别。

（2）与颧骨骨折鉴别。

（3）与鼻骨骨折鉴别。

（4）与牙槽突骨折鉴别。

4. 治疗设计

（1）LeFort Ⅰ型骨折：颌间牵引颅颌绷带固定保守治疗及手术切开复位固定治疗。

（2）手法复位：12—22，行15—25牙弓夹板固定。

（3）抗感染止血治疗。

得分与失分要点：

1. 关于诊断失分要点

（1）诊断不完整：诊断中未描述部位。

（2）诊断错误：如诊断2为牙震荡，诊断1为牙槽突骨折等。

（3）答案不全：如只有答案1，而无答案2和/或答案3。

2. 关于诊断依据的失分要点　在回答问题时应注意条理性，按病史、症状、检查等逐一回答。

（1）病史：车祸伤病史。

（2）检查：软组织挫伤、牙外伤及上颌骨骨折体征特点。

3. 关于鉴别诊断的失分要点

（1）颅脑损伤：不熟悉颅脑损伤的临床表现及体征。

（2）不熟悉颧骨、鼻骨骨折的特征性表现。

4. 关于治疗设计的答题失分要点

（1）Le Fort Ⅰ型骨折两种治疗方案遗漏任一。

（2）治疗设计不全面：如仅回答了上颌骨骨折治疗，而忘了牙外伤及软组织挫伤的治疗。

（杨波　曾维）

六、牙颌面畸形

案例1

患者，男，26岁，学生。

主诉：自觉"地包天"16年。

现病史：约16年前，患者及家属发现患者面形不佳，呈"地包天"状，未做进一步的治疗，后随生长发育面部畸形逐渐加重，影响咀嚼及发音，现前来我院求治。

既往史：否认全身系统性疾病。

检查：正面观面型基本对称，长面型，颏部突出过长，面下1/3增大。侧面观呈凹面形，面下1/3向前突出，尤其是下唇位置明显靠前（图24-17）。口内检查：前牙反𬌗；前牙中线左偏，磨牙关系为安氏Ⅲ类错𬌗（图24-18）。

X线头影测量分析显示：∠SNA：82°，∠SNB：85°，∠ANB：−3°（图24-19）。

全景片示：双侧下颌骨对称，骨质未见异常。双侧颞下颌关节未见异常（图24-20）。

病例分析：

1. 诊断。

2. 诊断依据。

3. 鉴别诊断。

4. 治疗计划。

病例答案

1. 诊断：下颌前突。

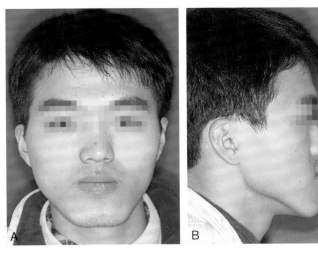

图 24-17　患者正、侧面观

A. 正面观　B. 侧面观

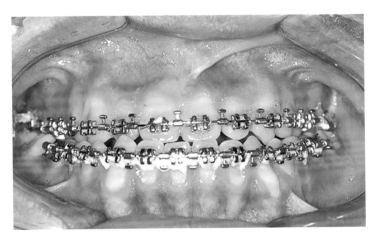

图 24-18　患者口内咬合关系

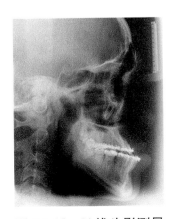

图 24-19　X 线头影测量

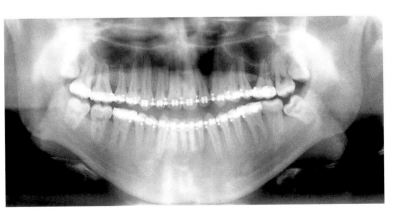

图 24-20　全景片

2. 诊断依据

（1）病史：约 16 年前，患者及家属发现患者面形不佳，呈"地包天"状，后随生长发育面部畸形逐渐加重，影响咀嚼及发音。

（2）检查：①正面观面型基本对称，长面型，颏部突出过长，面下 1/3 增大。侧面观呈凹面形，面下 1/3 向前突出，尤其是下唇位置明显靠前；②口内检查：前牙反𬌗；前牙中线左偏，磨牙关系为安氏Ⅲ类错𬌗；③X 线头影测量分析显示：∠SNA：82°，∠SNB：85°，∠ANB：−3°；④双侧下颌骨对称，骨质未见异常，双侧颞下颌关节未见异常。

3. 鉴别诊断

（1）上颌后缩：上颌后缩也表现为Ⅲ类错𬌗及前牙反𬌗，但上颌发育不足患者面中部及鼻旁塌陷，上唇后缩，鼻唇角小于正常，头影测量分析显示下颌骨位置正常，上颌骨位置靠后。

（2）下颌牙槽骨前突：下颌牙槽骨前突也表现为下唇前突及前牙反𬌗，但牙槽骨前突表现为安氏Ⅰ类错𬌗，颏点位置正常甚至后缩。而下颌前突的磨牙关系多为安氏Ⅲ类错𬌗，颏点位置靠前。

4. 治疗原则

正畸 - 正颌手术（下颌支矢状骨劈开术或下颌支垂直骨切开术）联合治疗。

（叶 斌 刘 尧）

七、先天性唇腭裂

案例 1

患者，男，出生后 2 天。

主诉：出生后即被发现左唇部裂开 2 天。

现病史：2 天前患儿出生时，即被发现左上唇裂开，伴有喂养时呛奶和鼻腔返流。

既往史：否认全身系统性疾病史、传染病病史和药物过敏史。

检查：患者头颅如常，左右对称。左侧上唇自红唇缘至左侧鼻底全层裂开，左侧鼻翼塌陷，鼻尖扁平并向左侧偏斜，鼻小柱向左侧偏斜，左侧鼻翼基脚下外侧偏移。口内见左侧上颌前牙区牙槽裂开，裂隙从牙槽部颊侧越过牙槽嵴顶，至腭侧切牙孔处；腭部见自悬雍垂至切牙孔全层裂开，裂隙与牙槽突裂隙相连续（图 24-21）。

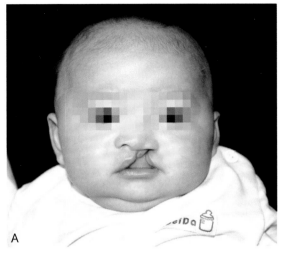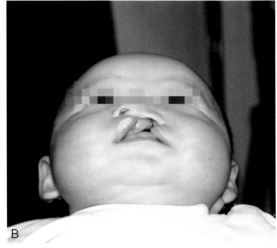

图 24-21　患者照片
A. 正面　B. 仰面

病例分析

1. 主诉疾病的诊断和诊断依据。

2. 非主诉疾病的诊断和诊断依据。

3. 主诉疾病的治疗原则。

4. 其他疾病的治疗设计。

病例答案

1. 诊断

（1）主诉疾病的诊断：左完全性唇裂。

（2）非主诉疾病的诊断：左完全性牙槽突裂、左完全性腭裂。

2. 主诉疾病的诊断依据　根据唇、腭部的裂开程度和部位，采用不同分类方法。

（1）病史：患者出生即被发现左唇部裂开，属于先天性出生缺陷。

（2）检查：左侧上唇自红唇缘至左侧鼻底全层裂开，左侧鼻翼塌陷，鼻尖扁平并向左侧偏斜，鼻小柱向左侧偏斜，左侧鼻翼基脚下外侧偏移。

3. 非主诉疾病的诊断依据　口内见左侧上颌前牙区牙槽裂开，裂隙从牙槽部颊侧越过牙槽嵴顶，至腭侧切牙孔处；腭部见自悬雍垂至切牙孔全层裂开，裂隙与牙槽突裂隙相连续。

4. 主诉疾病的鉴别诊断　先天性唇裂诊断明确，无需鉴别。

5. 主诉疾病的治疗原则　外科手术是修复唇裂的唯一重要手段。根据唇腭裂综合序列治疗原则，在唇裂修复手术之前，特别是针对严重的完全性唇裂伴有腭裂及鼻畸形的患者,术前行正畸治疗,利用矫治器的方法,恢复伴有腭裂患者的牙弓形态,改善或减轻裂侧鼻小柱过短和鼻翼塌陷,为唇裂修复手术尽可能创造有利的硬组织条件。初次唇裂修复手术后,遗留的鼻、唇部继发畸形,还应根据继发畸形的轻重,选择相宜的时机予以二期整复。因此治疗时机分别是即刻~3月龄可行术前正畸治疗;2~3月龄可行唇裂一期整复。

6. 其他疾病的治疗设计　根据综合序列治疗的原则,腭裂整复手术目的是恢复腭部的解剖形态和生理功能,重建良好的腭咽闭合和获得正常语音,为患儿正常吸吮、吞咽、语音、听力等生理功能恢复创造必要条件。对面中部有塌陷畸形、牙列不齐和咬合紊乱者也应予以纠正,以改善他们的面容和恢复正常的咀嚼功能;对有耳、鼻疾病的患者也应及时治疗,以预防和改善听力障碍。有心理障碍的患者更不应忽视对他们进行精神心理治疗,从而使腭裂患者达到身心健康。为此,治疗方法除外科手术外,还需要采用一些非手术治疗,如正畸治疗、缺牙修复、语音治疗以及心理治疗等。手术治疗计划分别是6~7月龄行腭裂一期整复术;5~6岁行唇裂二期整复及腭裂术后腭咽闭合不全手术治疗;6~7岁行牙槽突裂整复术。

(李　杨)

八、口腔颌面部瘢痕整复

案例 1

患者王×,男性,35 岁。

主诉:右面部外伤术后畸形 4 个月余。

现病史:患者自述 2017 年 6 月因外伤导致右面部多发性骨折,于我院创伤与整形外科行手术治疗。术后 4 个多月自觉右面部外形欠佳,要求治疗。

既往史:患者自述有乙型肝炎病史,无药物过敏史,否认其他系统性疾病史。

检查:双侧面部不对称,右侧颧颊部明显凹陷。右侧瞳孔变大,对光反射消失,左侧正常。右面部可见 4 条缝合术后瘢痕,其中右侧耳屏至右侧颞部可见一长约 10cm 的瘢痕,局部明显凹陷;右颧部可见一长约 3cm 的瘢痕,明显凹陷;右侧颊部可见两条分别长约 3cm 和 5cm 的瘢痕,平皮面(图 24-22A~图 24-22C)。右侧面部未触及明显台阶感,无触压痛。颌面部未见明显异常。体温:36.8℃,脉搏:87 次/min,呼吸:16 次/min,血压:121/85mmHg,体重:65kg。

病例分析:

1. 主诉疾病的诊断和诊断依据。

2. 非主诉疾病的诊断和诊断依据。

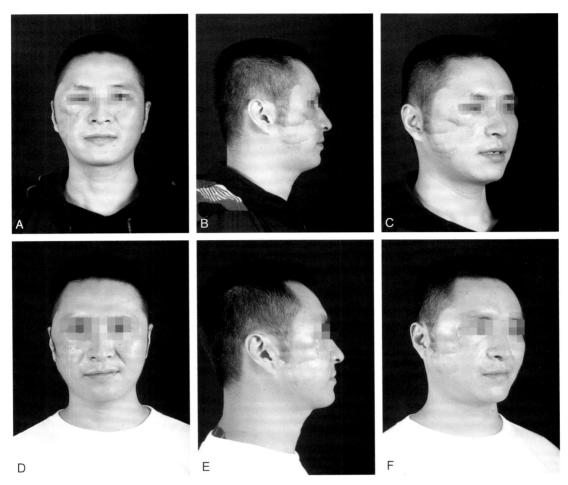

图 24-22　颌面部整复术前术后对比图

A. 术前正面观　B. 术前侧面观　C. 术前 45°侧面观　D. 术后正面观　E. 术后侧面观　F. 术后 45°侧面观

3. 主诉疾病的治疗原则。

4. 全面部其他疾病的治疗设计。

诊断: 右颊面部外伤后瘢痕。

治疗措施如下。

1. 局部瘢痕　行瘢痕整复术,切除瘢痕组织,充分潜行分离减张,分层锯齿状缝合。

2. 局部凹陷性瘢痕区域　行颗粒脂肪混合 SVF 深层次脂肪移植,同时制备纳米脂肪行瘢痕内的浅层充填(图 24-22D~ 图 24-22F)。

（郑玮　李果）

参考文献

1. 邱蔚六,张震康,王大章口腔颌面外科理论与实践.北京:人民卫生出版社,1998
2. 张志愿.口腔颌面外科临床手册.北京:人民卫生出版社,2009
3. 张志愿.口腔颌面外科学.8版,北京:人民卫生出版社,2020
4. 郑麟蕃,张震康,俞光岩.实用口腔科学.北京:人民卫生出版社,1999
5. 王大章.口腔颌面外科手术学.北京:人民卫生出版社,2003
6. PARIETTI,M,SUSCA,S,RIBERO,S. A new suture technique for flap closure in dermatologic surgery. Journal of the American Academy of Dermatology,2022,87(5),e141-e142
7. SYED,Z U,DONNELLY,H B. Pull Through Marking Technique for Precise Contouring Sutures [Editorial Material]. Dermatologic Surgery,2021,47(3),418-420
8. CHIANG,Y Z,BAKKOUR W,GHURA V. A simple method for maintaining control of sutures to prevent sharps injuries and protect aseptic conditions [Editorial Material]. Journal of the American Academy of Dermatology,2015,73(3),E109-E109
9. KANTOR J. The running butterfly suture:A novel,everting alternative to the running subcuticular technique [Editorial Material]. Journal of the American Academy of Dermatology,2016,74(1), E19-E20
10. HAFNER,H M,MOHRLE M,SCHIPPERT W,et al.Challenge:Aesthetic suture techniques in the dermatosurgery [Article]. Journal Der Deutschen Dermatologischen Gesellschaft,2008,6(8),685-686
11. 蒋伊晨,李果,吴可伦,等."颌面部美容缝合"课程在口腔颌面外科的教学实践.医学理论与实践,2018,031(019):2998-3000